U0349311

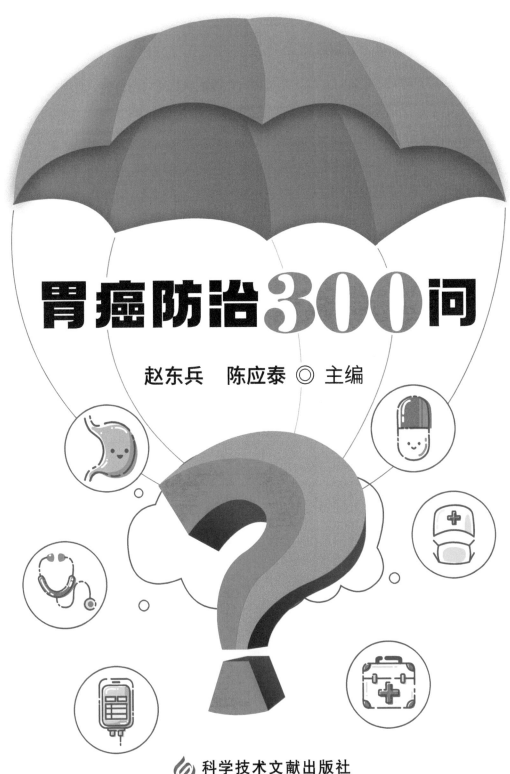

胃癌防治300问

赵东兵　陈应泰 ◎ 主编

科学技术文献出版社
SCIENTIFIC AND TECHNICAL DOCUMENTATION PRESS

·北京·

图书在版编目（CIP）数据

胃癌防治300问 / 赵东兵，陈应泰主编. —北京：科学技术文献出版社，
2021.4（2022.8重印）
ISBN 978-7-5189-7732-1

Ⅰ.①胃… Ⅱ.①赵… ②陈… Ⅲ.①胃肿瘤—防治—问题解答
Ⅳ.①R735-44

中国版本图书馆 CIP 数据核字（2021）第 049328 号

胃癌防治300问

策划编辑：帅莎莎	责任编辑：帅莎莎	责任校对：张吲哚	责任出版：张志平

出 版 者　科学技术文献出版社
地　　　址　北京市复兴路15号　邮编 100038
编 务 部　（010）58882938，58882087（传真）
发 行 部　（010）58882868，58882870（传真）
邮 购 部　（010）58882873
官 方 网 址　www.stdp.com.cn
发 行 者　科学技术文献出版社发行　全国各地新华书店经销
印 刷 者　北京虎彩文化传播有限公司
版　　　次　2021 年 4 月第 1 版　2022 年 8 月第 4 次印刷
开　　　本　710×1000　1/16
字　　　数　173千
印　　　张　16.5
书　　　号　ISBN 978-7-5189-7732-1
定　　　价　59.80元

编委会

主　　编：赵东兵　陈应泰

副 主 编：赵 宏　依荷芭丽·迟　郭春光

参 编 人 员（按汉语拼音排序）：

李泽锋　牛鹏辉　任 虎

孙崇源　王年昌　王童博

张晓杰　赵璐璐　周 红

序

2019 年，中华人民共和国国家卫生健康委员会等 10 部门联合印发的《健康中国行动——癌症防治实施方案（2019—2022 年）》提出，要建设权威的科普信息传播平台，组织专业机构编制发布癌症防治核心信息和知识要点。

胃癌是全球范围内常见的恶性肿瘤之一，位居中国恶性肿瘤发病率和死亡率第二。由于目前早期胃癌症状不典型、筛查体系不完善，国内早期胃癌诊断率较低，大部分胃癌患者确诊时已处于进展期，预后较差。此外，我国幽门螺旋杆菌（Helicobacter pylori，Hp）的感染率高达 50%，而 Hp 感染是慢性胃炎、消化性溃疡和胃癌的重要致病因素。因此，人民群众对胃癌防治相关知识的需求十分迫切。

国家癌症中心 / 中国医学科学院肿瘤医院胰胃外科作为国内医学界有一定影响的胃癌诊治单位，有责任也有义务为普及国人胃癌防治知识做出应有的努力。

赵东兵教授和陈应泰教授团队撰写的《胃癌防治 300 问》，用科普的形式介绍了胃的解剖和功能，胃癌的流行病学、病因学、癌前疾病与癌前病变、发病机制、病理学、临床表现、诊断、治疗、预后、术后康复、营养支持，以及胃癌患者与家属的心理干预的全过程，是目前胃癌科普领域最全面、最专业的书籍之一。本书有助于健康人群和胃癌高危人群识别胃癌危险因素，预防胃癌；认识胃癌早期表现，尽早发现胃癌；让胃癌患者和家属更深入地了解胃癌诊疗过程、复查计划及注意事项，消除对胃癌的恐惧，积极配合诊疗，共同抗击胃癌，进而提升胃癌患者的长期生存率。

在本书编写过程中，曾多次召开组稿会和定稿会，各位参编的专家、医生群策群力，在繁忙的临床工作之余高质量地完成了本书的编写工作。在此，我表示衷心的感谢和祝贺。希望本书带领大家开启一段胃癌知识探索的新旅程。

中华预防医学会名誉会长

中国工程院院士

王陇德

目录

胃宝在手，胃病无忧

扫码下载"胃宝"APP

三　胃癌的病因学

(一) 幽门螺杆菌感染 ·····························028

(二) 饮食习惯 ·································030

更多胃病科普知识 尽在胃宝

扫码下载"胃宝"APP

四 胃癌的癌前疾病与癌前病变

五　胃癌的病因预防

六 胃癌的发病机制

胃宝, 关爱每一个胃

扫码下载"胃宝"APP

七 胃癌的病理学

八 胃癌的临床表现

九　胃癌的诊断学

胃宝在手，胃病无忧

扫码下载"胃宝"APP

更多胃病科普知识 尽在胃宝

扫码下载"胃宝"APP

胃宝——您身边的胃管家

扫码下载"胃宝"APP

更多养胃护胃知识 尽在胃宝

扫码下载"胃宝"APP

胃宝,关爱每一个胃

扫码下载"胃宝"APP

胃宝——大医生为您答疑解惑

扫码下载"胃宝"APP

十三　胃癌患者的营养支持

十四　胃癌患者与家属的心理调节

胃宝为每位胃病患者量身定制个性化食谱

扫码下载"胃宝"APP

十五 胃神经内分泌肿瘤

胃的解剖和功能

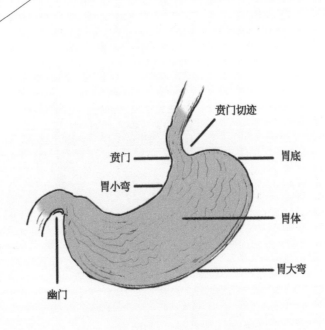

贲门切迹

贲门

胃小弯

胃底

胃体

胃大弯

幽门

1. 胃在哪里，长什么样？

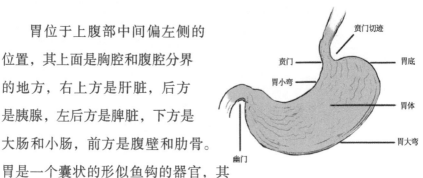

胃位于上腹部中间偏左侧的位置，其上面是胸腔和腹腔分界的地方，右上方是肝脏，后方是胰腺，左后方是脾脏，下方是大肠和小肠，前方是腹壁和肋骨。胃是一个囊状的形似鱼钩的器官，其主要结构包括"两口"：其入口叫贲门，上面连接食管；其出口叫幽门，下面连接十二指肠。"两弯"：左侧弧度较大的叫胃大弯，右侧弧度较小的叫胃小弯；贲门与幽门之间，由上至下分别为胃底，胃体和胃窦。

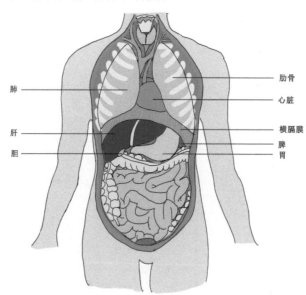

（周 红 赵东兵）

更多胃病科普知识 尽在胃宝

扫码下载"胃宝"APP

2. 胃的结构是怎样的？

胃具有很强的伸缩性，胃内无食物时容量约 50 mL，进食后胃可扩张至 1 ～ 2 L，每个人的胃容量大小也不一样，食量大和经常吃粗纤维的人，胃的容量会比同体型的人更大。胃壁的厚度因人而异，一般为 3 ～ 6 mm，总共分四层：最里面一层是黏膜层，厚度占 1/2 左右，在黏膜层里有各种腺体，可以分泌胃液，起消化作用；黏膜下层里面主要是一些血管、淋巴管和神经组织；胃壁第三层是肌层，肌肉的收缩和舒张使得胃能扩张、蠕动；胃壁最外面一层是浆膜层，主要起到保护胃的作用。

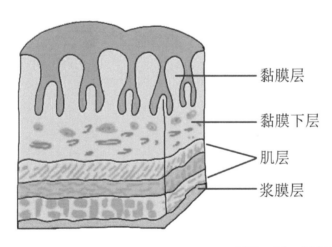

黏膜层

黏膜下层

肌层

浆膜层

（周　红　赵东兵）

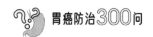

3. 胃是怎么消化食物的？

胃可以暂时储存、研磨及推送食物。食物经口进入食管然后进入胃，胃舒张来容纳食物，继而再收缩挤压食物，使食物和胃液混合并搅拌研磨，研磨成 1 mm 左右的食物颗粒，然后胃下部的幽门开放，变成颗粒的食物进入十二指肠。

胃会分泌胃液来消化食物，消化食物是胃的主要功能之一。胃液成分复杂，里面有胃酸、胃蛋白酶、电解质等，正常成人 1 天分泌 2 L 左右胃液，其中胃蛋白酶的主要作用是初步消化蛋白质，胃酸营造的酸性环境可以促进许多矿物质和维生素的吸收。

（周　红　赵东兵）

4. 除了消化，胃还有其他的功能吗？

胃分泌的胃酸有杀灭细菌的作用。消化道与外界相通，吃进去的食物可能含有外界的细菌，当食物进入胃时，导致胃酸分泌增加，胃内的 pH 降到 2 ~ 3，在此环境中可以杀灭部分细菌，当胃酸过少时，胃内的细菌容易大量繁殖。

胃具有内分泌功能。胃壁细胞可分泌内因子、促胃液素、生长抑素等多种激素，从而起到调控作用。胃切除的患者或萎缩性胃炎患者可能因为缺乏内因子从而发生贫血；促胃液素又叫胃泌

更多养胃护胃知识尽在胃宝

扫码下载"胃宝"APP

素，其作用主要是促进胃液的分泌，调节胃肠蠕动；生长抑素则可以起到调节胃肠道运动和促进多种激素分泌的作用。

（周　红　赵东兵）

5. 不同食物在胃内消化的时间有什么差别？

胃排空食物的速度与所吃的食物性质及进食量有关，也会受到神经系统和内分泌系统的调节作用。一般来说，胃排空糖类的时间为 1 小时左右，蛋白质为 2 ~ 3 小时，脂肪为 5 ~ 6 小时。这也是为什么饭后运动锻炼建议至少要 1 小时以后，饭后立刻运动有可能导致胃肠供血不足，蠕动缓慢，使胃的消化功能不良，出现恶心、腹胀等，严重者甚至可能出现胃肠道痉挛从而导致阵发性的腹痛。

（周　红　赵东兵）

6. 为什么胃是既坚强又脆弱的器官？

胃属于人体消化器官。在日常生活中，不管我们吃什么，如

胃宝——胃病患者的家园

扫码下载"胃宝"APP

蔬菜、水果、坚果、肉类、零食等，不管什么味道，酸、甜、苦、辣、麻等，它从不"挑食"，都能帮助我们研磨和储存食物，吸收食物中的营养，永不停歇，所以它是非常坚强的。但它又是脆弱的，需要我们用心去呵护。辛辣、生冷、硬的食物都有可能刺激损伤我们的胃，引起胃痛、胃胀等不舒服症状，甚至情绪波动、精神状态的改变也有可能会影响我们的胃功能。

（任　虎　赵　宏）

7. 胃的形状是什么样的?

不同人的胃形状会有差别，可分为鱼钩型胃、牛角型胃、瀑布型胃和长型胃。正常的健康人多数是鱼钩型胃，上下两端小，中间膨大，其弯曲的弧度与鱼钩类似。有部分矮胖体型的人可表

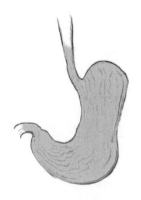
正常张力（鱼钩型）

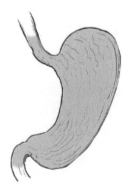
高张力（牛角型）

胃宝，关爱每一个胃

扫码下载"胃宝"APP

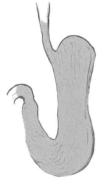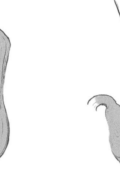

低张力（瀑布型）　　　　　　无张力（长型）

现为牛角型胃，其位置与张力都比较高，呈横位，上宽下窄，就像牛的角一样。瀑布型胃胃底呈囊袋状，向后倾倒，行消化道造影检查时造影剂先进入后倾的胃底，充满后再溢入胃体，犹如瀑布。长型胃位置与张力均较低，胃腔上窄下宽如水袋状，在体质瘦长及衰弱者中更为多见，有些严重者可能还会有胃排空障碍及腹胀等不适。

（周　红　赵东兵）

8. 胃酸是什么，有什么作用？

大家通常所讲的胃酸是指胃液，混合了多种物质，如盐酸、胃蛋白酶、黏液、内因子等，而医学上的胃酸，是指胃液里面的其中一种成分，即盐酸。胃酸（盐酸）是由胃壁上一种叫壁细胞的细胞分泌产生，不吃东西时分泌的少，吃东西后分泌增加，其作用是保持胃内呈酸性环境，从而可以杀灭进入胃内的大部分细菌，但是少数细菌，如幽门螺旋杆菌在这种酸性环境下仍可生存。胃酸还有一个作用是可以起到初步消化食物和激活消化酶的作用，促进食物中钙、铁等元素的吸收。

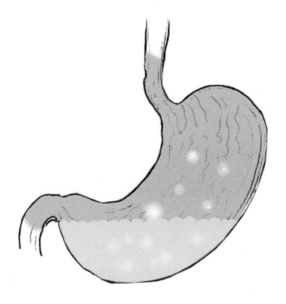

（周　红　赵东兵）

胃宝为每位胃病患者量身定制个性化食谱

扫码下载"胃宝"APP

9。胃酸分泌异常对人体的影响？

　　胃酸分泌过少的话，会导致人体的消化功能不好，出现腹胀、食欲差、呃逆（打嗝），并且会影响铁的吸收，甚至导致缺铁性贫血等，常见于萎缩性胃炎。胃酸分泌过多，可能导致慢性胃炎、胃溃疡、反流性食管炎、十二指肠溃疡等，从而出现上腹不适、隐痛、反酸、恶心等症状。导致胃酸分泌过多的原因很多，如生活饮食不规律、精神紧张、焦虑、疲劳、吸烟、饮酒等。正常生理状态下适度的胃酸分泌有助于消化，胃酸分泌过少或过多都会对人体造成伤害。

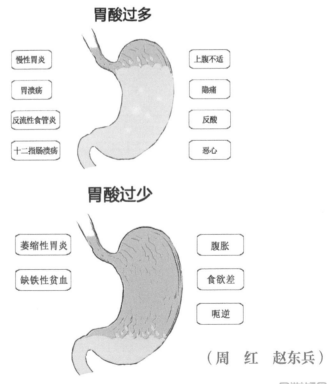

胃酸过多

慢性胃炎　　胃溃疡　　反流性食管炎　　十二指肠溃疡

上腹不适　　隐痛　　反酸　　恶心

胃酸过少

萎缩性胃炎　　缺铁性贫血

腹胀　　食欲差　　呃逆

（周　红　赵东兵）

胃宝在手，胃病无忧

扫码下载"胃宝"APP

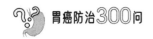

10. 胃里的"开关"有什么作用？

胃入口的开关叫贲门，连接着食管和胃，环绕着一层食道下括约肌，它控制食物进入胃，同时限制胃内的食物和胃液反流进入食管，这是第一个开关。胃出口的开关叫幽门，幽门的肌肉形成一圈幽门环，是消化道最狭窄的部位，食物在胃内只有充分的碾磨直至变成直径约 1 mm 的食物颗粒才能通过，防止那些消化不够充分的食物进入小肠，同时也能起到限制小肠内物质反流进入胃的作用。

（周　红　赵东兵）

11. 胃的两个"开关"异常会导致什么问题？

如果贲门出现问题，食道下括约肌作用减弱，会出现反流性食管炎，胃酸反流腐蚀食管导致反酸、胃灼热（烧心）、胸前区疼痛等症状。如果贲门狭窄，食物就难以通过，出现进食哽噎，甚至难以进食，可见于贲门失弛缓症、肿瘤或者手术后导致瘢痕形成狭窄。幽门出现问题，如幽门环闭合不良，可能出现胆汁反流导致反流性胃炎。幽门狭窄，食物无法顺利通过，致使食物积存在胃内，出现"胃潴留"，患者会有腹胀、腹痛、呕吐等症状，

更多胃病科普知识 尽在胃宝

扫码下载"胃宝"APP

可见于先天性幽门狭窄、幽门部肿瘤等。

（周　红　赵东兵）

12. 胃能够感受到味道吗？

　　胃无法感受食物的味道。人能感受到不同食物的味道其奥妙在于我们的舌头，舌背的黏膜表面有很多细小的突起，即舌乳头，这些舌乳头含有味觉感受器——味蕾。此外，口咽部的软腭和会厌等部位的黏膜上皮也含有味蕾。食物经口腔摄入之后，会刺激味蕾，感觉神经将味蕾接收到的信息传导至大脑的味觉中枢，便产生了酸、甜、苦、辣、咸等味道。

人的味觉敏感区域分布

甜	咸	酸	苦
舌尖	舌尖和舌边	舌边	舌根

（王年昌　赵东兵）

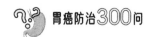

13. 人以"胃气"为本？

中医上讲的"胃气"指的是胃肠道的消化和吸收功能。中医理论认为胃主受纳，脾主运化，脾胃功能的好坏直接关系到人的健康状态，脾胃功能健全的人，才能将摄入的食物转化为营养物质被人体吸收利用，反之则会出现营养不良。"有胃气则生，无胃气则死"，中医以胃气来判断病人的病情好坏是有依据的，因此，"人以胃气为本"不无道理。

（王年昌　赵东兵）

二

胃癌的流行病学

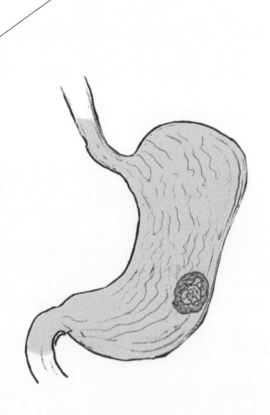

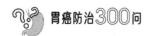

14. 什么是胃癌？

　　通常所讲的胃癌是指源于胃黏膜上皮的恶性肿瘤，大部分是腺癌。胃癌的发生不是正常的胃黏膜上皮细胞"一跃"就变成了癌细胞，而是经历了一个多步骤演变的过程。在幽门螺杆菌感染、吸烟、高盐饮食等各种不良生活习惯，致癌因素及遗传基因的作用下，正常胃黏膜上皮细胞增殖和凋亡之间的动态平衡被打破，出现了"慢性炎症－萎缩性胃炎－肠上皮化生－异型增生"的演变过程，最终出现细胞"失控性"生长并变成胃癌。

（赵璐璐　陈应泰）

15. 胃肿瘤都是胃癌吗？

　　胃肿瘤不都是胃癌。胃肿瘤有良性、恶性之分，胃癌是胃恶性肿瘤中最常见的类型。胃肿瘤包括上皮来源和间叶组织来源的肿瘤，胃癌是上皮组织来源的恶性肿瘤。常见的胃良性肿瘤有腺瘤、良性间质瘤、血管瘤、脂肪瘤、纤维瘤等；常见的胃恶性肿瘤有胃癌、恶性间质瘤、肉瘤、淋巴瘤等。

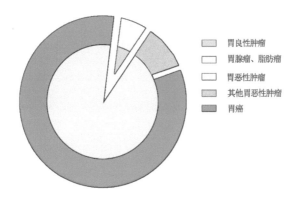

胃良性肿瘤
胃腺瘤、脂肪瘤
胃恶性肿瘤
其他胃恶性肿瘤
胃癌

（张晓杰　郭春光）

16. 世界范围内，哪些国家胃癌高发？

据世界卫生组织发布的全球癌症数据指出，胃癌位列肿瘤发病率第五位、死亡率第三位。

该数据显示：超过 70% 的胃癌新发病例出现在发展中国家；约 50% 的病例发生在东亚地区，主要集中在中国、日本、韩国。胃癌发病率排在前十的地区依次是：东亚、东欧、南美、西亚、南欧、美拉尼西亚群岛、中美、加勒比海、西欧、密克罗尼西亚 / 波利尼西亚地区。中国是胃癌的高发国家之一，发病和死亡例数均约占世界的 50%。

（赵璐璐　陈应泰）

胃宝——胃病患者的家园

扫码下载"胃宝"APP

17. 我国哪些地区胃癌高发？

根据国家癌症中心的数据显示，胃癌位列中国恶性肿瘤发病率第二、死亡率第二。在我国，胃癌相对高发地区集中于黄河上游、河西走廊、长江下游、闽江口、火山岩地带、太行山的变质岩地区、辽东半岛、胶东半岛等地。其中，在甘肃、辽宁、山东、福建、江苏等省份又出现相对集中，如甘肃省武威市、甘肃省张掖市、福建省福州市、福建省闽南地区、福建省莆田市，廊坊市临朐县、山东省栖霞市等。

（赵璐璐　陈应泰）

18. 胃癌流行病学"三高三低"是什么？

胃癌流行病学有"三高三低"的特点。所谓"三高"，即高发病率、高转移率、高死亡率；所谓"三低"，即早期诊断率低、根治性切除率低、5年生存率低。我国是胃癌大国，因为早期诊断率低，很多胃癌在初次诊断时已经发生局部或者远处转移，所以能够完成根治性切除的比例也比较低。因胃癌恶性程度高、转移率高，导致患者的5年生存率比较低。

（张晓杰　郭春光）

胃宝，关爱每一个胃

扫码下载"胃宝"APP

19. 胃癌高发年龄段是多少？

近年来，多项统计结果显示胃癌在中老年人群高发。2020 年 5 月，中国疾病预防控制中心在《中国慢性病预防与控制》杂志公布了国内 1990—2017 年胃癌的发病率数据，结果显示胃癌发病率随年龄增长总体呈升高趋势，45 岁及 60 岁左右的胃癌人群发病率升高较快，高发年龄段为 70 ~ 74 岁（205.58/10 万）；此外，相关研究还表明近年来胃癌呈现年轻化趋势，青年人胃癌发病率逐年上升。

（牛鹏辉　陈应泰）

20. 年轻人不会患胃癌吗？

胃癌可以发生在任何年龄阶段，即使是年轻人，同样有可能被诊断出胃癌。胃癌近年来逐渐呈年轻化趋势，青年人患胃癌的概率逐年增高，部分研究显示青年人胃癌更为隐匿，且恶性化程度较高。世界卫生组织统计数据显示，2018 年全球小于 35 岁的青年胃癌人群中亚洲人群占 65.4%，其中，我国青年胃癌人数居亚洲首位，约占 43.3%。由于我国年轻人群的胃癌发病率逐年增高且预后较差，我们更应该重视青年人胃癌，做到早期发现、早

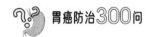

期诊断、早期治疗。

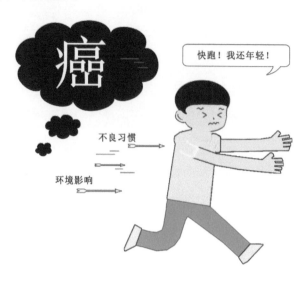

（牛鹏辉　陈应泰）

21.为什么总体来看胃癌男性发病高于女性？

　　我国国家癌症中心发布报告显示，2020年预计全国胃癌新发人数约34.6万，其中男性患者23.7万，女性患者10.9万。整体来看，男性胃癌患者数量远超于女性，其原因一方面在于男性更易养成吸烟、饮酒等不良嗜好。研究显示吸烟、饮酒可以增加胃癌的发病风险，随着吸烟年限的增加，患癌风险也随之增加；另一方面，中年男性比女性患胃病的概率更高，尤其是胃溃疡、胃

胃宝为每位胃病患者量身定制个性化食谱

扫码下载"胃宝"APP

息肉等，这些疾病都有演变成胃癌的可能。

（牛鹏辉　陈应泰）

22. 为什么胃癌青年女性发病反而高于男性？

整体来看，胃癌的男性发病人数要高于女性，但研究显示，青年胃癌的男性发病率却远低于女性，造成这一现象的机制尚不完全清楚。一些研究认为青年女性胃癌高发与雌激素有关，同时年轻女性患者中雌激素受体阳性细胞的比例也较高。此外，流行病学研究显示，某些孕期相关因素也与青年女性胃癌高发有关，如首次生育年龄大于 35 岁，孕期营养不良等也会增加青年女性的患癌风险。

（牛鹏辉　陈应泰）

23. 移民可以降低胃癌发病率吗？

移民有可能降低后代的胃癌发病率。一项流行病学研究显示，从日本移居到美国夏威夷的第一代居民的胃癌发病率与日本

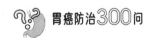

相似，而第二代、第三代的胃癌发病率则明显降低，并接近于当地的胃癌发病水平。

（王年昌　赵东兵）

24. 胃癌发病率上升还是下降呢？

目前胃癌的全球发病率总体呈现下降趋势，在不同地区的下降速度差异较大，同时，胃癌患者长期生存情况也明显上升。

虽然近年来胃癌的发病率总体呈下降趋势，但一些特殊类型的胃癌人群发病率却在逐年上升，如近端胃癌、青年人胃癌等。近端胃癌是指肿瘤长在胃食管结合部、胃贲门或胃底部。胃癌高发于老年患者，但近年来部分研究发现胃癌趋向年轻化，尤其是年轻女性胃癌患者的发病率呈现上升趋势。

（赵璐璐　陈应泰）

25. 随着医疗水平的进步，胃癌的死亡率会降低吗？

近年来，由于胃癌早诊率逐渐提高，外科手术水平不断提升，放化疗药物及治疗方案不断优化，靶向治疗、免疫治疗等新

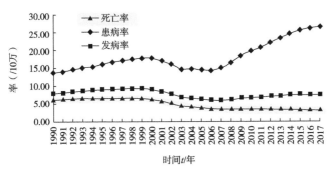

A　15～49岁年龄组胃癌发病、患病和死亡状况变化趋势

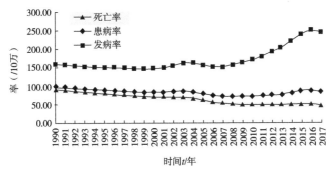

B　50～69岁年龄组胃癌发病、患病和死亡状况变化趋势

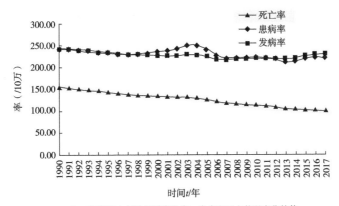

C　70岁及以上年龄组胃癌发病、患病和死亡状况变化趋势

1990—2017年中国居民不同年龄组胃癌发病、患病
和死亡状况变化趋势

来源：王静雷，杨一兵，耿云霞，等. 1990—2017年中国胃癌发病，患病
及死亡状况趋势分析. 中国慢性病预防与制，2020，28（5）：321-325.

胃宝——您身边的胃管家

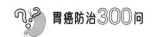

型治疗手段的完善，多项研究表明，胃癌死亡率呈下降趋势，5年生存率明显上升。中国疾病预防控制中心在《中国慢性病预防与控制》杂志公布了中国1990—2017年胃癌的死亡率数据，结果显示：在经过年龄标准化处理后，我国胃癌死亡率在1990—2017年呈明显下降趋势。

（赵璐璐　陈应泰）

26. 胃癌的发病率存在种族差异吗？

胃癌发病率在不同人种和不同种族间有明显差异，如美国黑种人的发病率高于美国白种人。我国是一个民族众多的国家，不同民族在饮食习惯和生活环境等方面存在较大差异，研究发现不同民族的胃癌死亡率有差异，哈萨克族、回族和朝鲜族等的胃癌死亡率较高，而苗族和彝族等则较低，这些差异可能与遗传和环境因素有关。

（王年昌　赵东兵）

27. 我国胃癌治疗水平怎么样？

我国的胃癌治疗水平处于世界前列。总体来看，在世界范围

各国早期胃癌诊断率

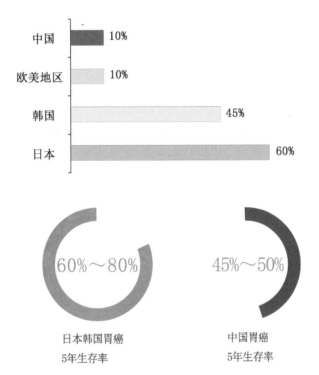

内，日本和韩国的胃癌 5 年生存率最高，可以达到 60% ~ 80%。我国胃癌 5 年生存率不足 50%，但是高于欧美等国家和地区。这主要是由于日韩长期在人群中开展胃镜筛查，使得早期胃癌的检出率超过一半，而我国胃癌患者在确诊时 70% ~ 80% 已是中晚期，导致我国总体胃癌长期生存率低于日本和韩国。近年来，随着我国早期胃癌检出率显著提高及中晚期胃癌治疗水平的提升，我国的胃癌长期生存率也在显著提升。

（王年昌　赵东兵）

三

胃癌的病因学

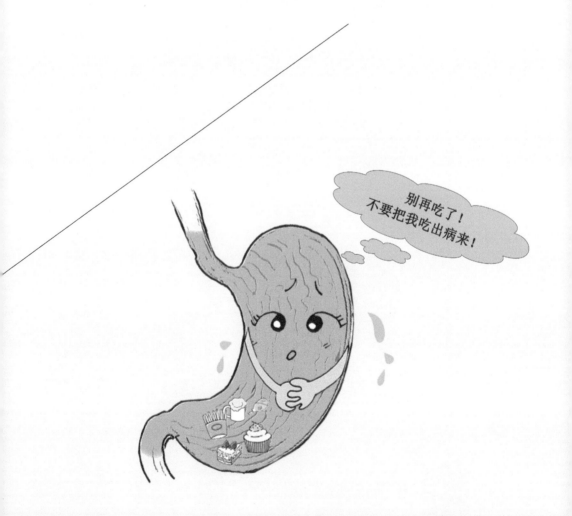

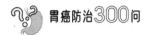

28. 胃癌发生的主要病因有什么?

　　(1)感染因素:幽门螺杆菌感染在1994年就已经被定位为人类Ⅰ类致癌因素。此外,近年来研究发现EB病毒的感染也可能和胃癌有一定的相关性。

　　(2)环境和饮食因素:经常摄入咸菜、腌制品、烧烤食品等高盐或高硝酸盐含量的食物,可增加胃癌的发生风险。此外,火

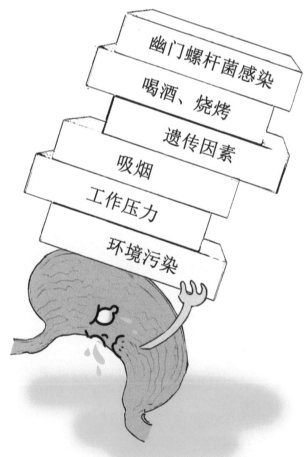

胃宝,关爱每一个胃

扫码下载"胃宝"APP

山岩地区水土含硝酸盐过高，这些化学物质均可直接或间接通过饮食途径参与胃癌的发生。

（3）遗传因素：直系亲属中有胃癌家族史者，胃癌发生率比正常人群高 2 ~ 3 倍。

（4）吸烟：是多种癌症的致病因素，包括胃癌。

（5）其他：长期处于生活压力大、抑郁等不良精神心理因素的人群，A 型血人群，长期服用止痛药的人群等。

（赵璐璐　陈应泰）

29. 胃癌患病的高危人群是哪些？

（1）长期食用腌制类、烧烤类、高盐食品的人群。

（2）居住地环境中含有较高亚硝酸盐，或钴、镍等物质偏高等。

（3）直系亲属中有胃癌家族史人群。

（4）长期幽门螺杆菌感染或有胃病史患者，如慢性胃溃疡、胃息肉、萎缩性胃炎者。

（5）长期酗酒及吸烟人群。

（6）长期免疫力低下人群。

（赵璐璐　陈应泰）

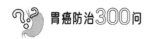

（一）幽门螺杆菌感染

30. 幽门螺杆菌和胃癌有关系吗？

1994 年，幽门螺杆菌就被国际癌症研究机构定义为 I 类致癌因子，幽门螺杆菌与胃炎、消化性溃疡、胃黏膜相关淋巴组织淋巴瘤等胃病密切相关，也可引起食管癌、肝癌、结肠癌和胰腺癌等肿瘤。幽门螺杆菌感染是胃癌的高危因素，感染幽门螺杆菌的人群患胃癌的风险会比非感染人群升高 2 ～ 4 倍，但是我们也不要过于害怕，并不是感染了幽门螺杆菌就一定会发生胃癌，据统计只有不到 1% 的人会发展成胃癌（美国一项对 40 万幽门螺杆菌感染患者的调查发现，检出幽门螺杆菌感染后 5 年、10 年和 20 年的胃癌累计发生率分别为 0.37%、0.5% 和 0.65%）。

幽门螺杆菌
引发胃炎、胃溃疡、胃癌的元凶

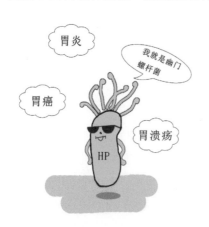

（王年昌　赵东兵）

胃宝为每位胃病患者量身定制个性化食谱

扫码下载"胃宝"APP

31. 幽门螺杆菌会传染吗?

　　幽门螺杆菌是会传染的，感染率与地区的经济状况、饮食习惯、年龄、职业等多种因素有关，发展中国家的幽门螺杆菌感染率比发达国家高，我国的幽门螺杆菌感染率在50%以上。幽门螺杆菌的传染力较强，主要有两种传播方式：①口口传播，通过共用水杯、共用餐具、聚餐不分餐及不使用公筷等进行传播；②粪口传播，含有幽门螺杆菌的粪便污染了水源、食物等，其他人再经口摄入造成幽门螺杆菌的传播。

口口传播

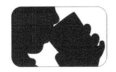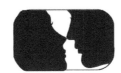

粪口传播

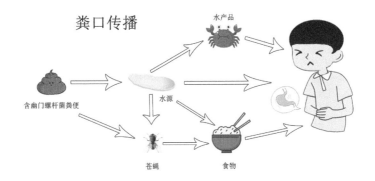

（王年昌　赵东兵）

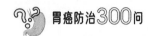

32. 检测幽门螺杆菌有哪些方法？

目前，检测幽门螺杆菌的方法主要有四种。

（1）^{13}C 或 ^{14}C 呼吸试验：该检测方法无创，出结果快而且精准。

（2）胃镜检查：在胃镜下进行尿素酶试验，或者取胃黏膜组织，进行涂片、染色及细菌培养。

（3）血液检查：测定血清中的幽门螺杆菌抗体。

（4）粪便检查：取大便化验幽门螺杆菌抗体，适用于婴幼儿，结果准确性相对差一点。

（王年昌　赵东兵）

（二）饮食习惯

33. 长期不吃早饭会患胃癌吗？

目前，没有证据证明不吃早饭和胃癌的发生有关，但是不吃早饭是一种不健康的行为。首先，不吃早饭会使胃处于排空状态的时间过长，导致胃酸分泌过多，损伤胃黏膜，长此以往可能会引发慢性胃炎和胃溃疡等胃病。其次，不吃早饭会导致能量摄入不足，从而出现精力不足、注意力下降，甚至发生低血糖。在生

更多胃病科普知识 尽在胃宝

扫码下载"胃宝"APP

长发育期，如果长期不吃早饭会影响生长发育。

（王年昌 赵东兵）

34. 常吃夜宵会患胃癌吗？

目前，并没有足够的证据证明常吃夜宵会增加患胃癌的风险。很多人习惯在夜宵时吃一些油炸、腌制等刺激性食物，同时在吃完夜宵后常间隔较短时间就上床休息，这种饮食习惯却是引起胃癌的危险因素。此外，长期吃夜宵容易造成营养过剩，并出现肥胖，肥胖也是胃癌的一个危险因素。因此，常吃夜宵实际上并不是一个好的生活习惯。

（张晓杰 郭春光）

35. 常吃烧烤会患胃癌吗？

常吃烧烤有可能增加患胃癌的风险。首先，烟熏和油炸可以使食物产生多环芳香烃类物质，这类化合物是世界卫生组织公认的胃癌致癌因素。其次，辛辣的食物对胃的刺激性比较强，长期和反复的刺激则容易产生胃的慢性炎症，慢性炎症也是胃癌的危

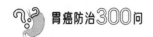

险因素。最后，很多人喜欢在食用烧烤的同时饮酒，而饮酒也会增加发生胃癌的风险。

（张晓杰　郭春光）

36. 常吃甜食会患胃癌吗？

目前尚未有确切证据证实频繁摄入甜食会增加胃癌患病风险，但是过量食用甜食对健康是不利的，其原因主要有以下几点：

（1）甜食中脂肪和糖的含量较高，过量摄入容易诱发肥胖，较高的BMI指数（BMI指数＝体重/身高的平方）容易对健康产生不利影响。

（2）部分甜食中可能含有一定量的环氧丙醇和丙烯酰胺，研究显示其代谢产物在体内含量过高具有一定的致癌性。

（3）过量摄入甜食容易增加幽门螺杆菌感染的风险。

因此，限制甜食的过量摄入，养成良好的饮食习惯，对人们的健康是有利的。

（牛鹏辉　陈应泰）

37. 常吃辣椒会得胃癌吗？

目前尚没有充分证据证实辣椒会直接导致胃癌。辣椒是日常

更多养胃护胃知识 尽在胃宝

扫码下载"胃宝"APP

生活中很常见的一种蔬菜，川菜、湘菜等更是以辣著称，深受人们的喜爱。尽管没有充分证据证实辣椒会直接导致胃癌，但是也要注意摄入适量，如果吃太多辣椒会对胃产生一定的刺激，引发慢性胃炎，而后者如果没有得到有效控制，最终也可能会发展成胃癌。

（王年昌　赵东兵）

38. 长期饮食不规律会患胃癌吗？

长期饮食不规律不会直接引起胃癌，但是会对我们的胃造成损害，时间久了患癌的风险也会增加。长期的饮食不规律会造成胃酸分泌异常和胃肠消化节律的紊乱，严重损害胃肠功能，引起慢性胃炎或消化性溃疡。另外，饮食不规律会导致营养摄入不均衡，出现消化不良和免疫功能下降。

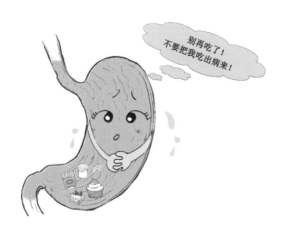

（王年昌　赵东兵）

胃宝——胃病患者的家园

扫码下载"胃宝"APP

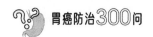

39. 剩饭菜到底能不能吃？

常吃剩饭菜是一种不良饮食习惯，也是胃癌发生的危险因素之一。剩饭菜中由于细菌的滋生，亚硝酸盐的含量可能较高，而有研究证实，亚硝酸盐摄入的增加与胃癌的发生相关。此外，已经发霉的食物中霉菌所产生的黄曲霉素也是明确的致癌物质。因此，应该尽量减少这种不良的饮食习惯。

（张晓杰　郭春光）

40. 口味重的人容易患胃癌吗？

口味重的人患胃癌的风险会增加。胃癌与饮食习惯密切相关，腌制品和高盐食品中含有大量的亚硝酸盐，摄入人体内后可形成亚硝酸胺类化合物，这类物质具有很强的致癌性。另外，油炸和烧烤类食物在制作过程中产生的苯并芘，也是一种强致癌物。因此，口味重的人容易得胃癌。

（王年昌　赵东兵）

胃宝，关爱每一个胃

扫码下载"胃宝"APP

41。"牙好胃就好"有科学依据吗？

　　牙齿是人体最坚硬的器官，它的主要作用之一就是咀嚼并研磨食物，如果牙齿咀嚼不够充分，那么胃就需要承担更多的消化负担，长此以往，就会影响胃的功能，甚至容易导致胃出现问题。幽门螺杆菌是胃炎、胃溃疡等胃病的重要元凶，而牙周病患者的脓液和牙菌斑里就有非常大量的幽门螺杆菌。因此，坚持以正确的方式刷牙，勤换牙刷，保持牙齿的清洁健康，有助于预防牙周病，进而降低幽门螺旋杆菌感染和胃病的患病风险。综上两个原因，"牙好胃就好"是有科学依据的。

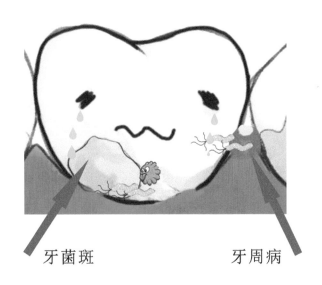

牙菌斑　　　　　　　　牙周病

（周　红　赵东兵）

胃宝——大医生为您答疑解惑

扫码下载"胃宝"APP

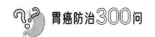
（三）烟酒嗜好

42. 吸烟、饮酒与胃癌关系密切吗？

吸烟与胃癌的发生关系密切，吸烟可以使得胃癌的发病率提高 1.5 ~ 3 倍。香烟的主要成分是尼古丁，尼古丁会引起黏膜下血管的收缩和痉挛，导致胃黏膜出现缺氧、缺血，并诱发正常细胞发生癌变。

此外，有研究显示：长期大量饮酒的人群，尤其是烈性酒，患胃癌的风险也会增加。与尼古丁一样，乙醇也会造成胃黏膜的直接损害，增加患胃溃疡或胃炎的风险。

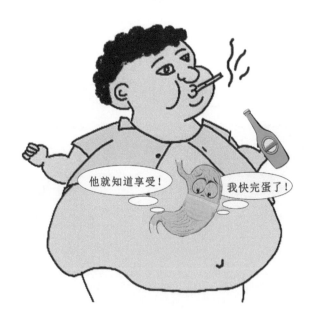

（赵璐璐　陈应泰）

胃宝为每位胃病患者量身定制个性化食谱

扫码下载"胃宝"APP

（四）遗传因素

43. 胃癌会遗传吗？

胃癌不属于遗传病，不会直接遗传给后代，但是胃癌具有一定的遗传倾向，5%～10%的胃癌存在一定的遗传因素，可呈现家族聚集性发病。研究发现，直系亲属中有胃癌家族史者，胃癌的发生风险比正常人群高2～3倍，比较著名的拿破仑家族共有7人患胃癌。

（王年昌　赵东兵）

44. 哪些人群应做胃癌相关基因筛查？

CDH1 基因外显子突变与遗传性弥漫型胃癌密切相关，以下四类人群需要做相关基因筛查：①家族中至少有 2 例胃癌患者，其中 1 例在 50 岁之前诊断为遗传性弥漫型胃癌；②一级或二级亲属中至少有 3 例遗传性弥漫型

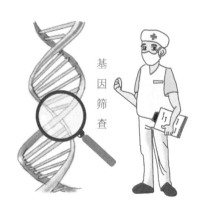

基因筛查

胃宝在手，胃病无忧

扫码下载"胃宝"APP

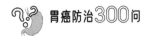

胃癌，发病年龄没有限制；③ 40 岁以前诊断为遗传性弥漫型胃癌患者；④遗传性弥漫型胃癌和乳腺小叶癌的患者或家属。

（王年昌　赵东兵）

45. 亲属患胃癌，其他家庭成员患胃癌风险高吗？

胃癌患者一级亲属（父母和兄弟姐妹）的遗传易感性较高，发病风险为普通人群的 2～3 倍。5%～10% 的胃癌存在一定的遗传因素，可呈现家族聚集性发病。当然我们也不用太过于担心，这里所说的遗传不会直接遗传患癌，发病风险高也不代表一定会得胃癌，在多种因素的共同作用下才可能发生。

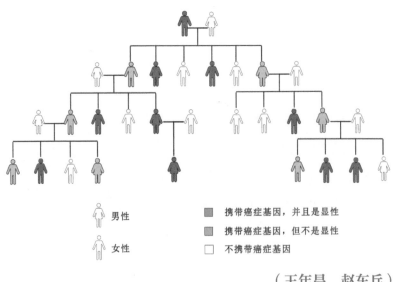

男性
女性

■ 携带癌症基因，并且是显性
■ 携带癌症基因，但不是显性
□ 不携带癌症基因

（王年昌　赵东兵）

更多胃病科普知识 尽在胃宝

扫码下载"胃宝"APP

（五）病毒感染

46. 胃癌会传染吗?

　　胃癌不属于传染病，是不会发生传染的，所以如果家里有人得了胃癌，不用担心癌细胞会传染给你。但是，胃癌发生的高危因素之一——幽门螺杆菌是具有传染性的，幽门螺杆菌感染者患胃癌的风险要比未感染者高 2 ~ 4 倍，因此要讲究个人和饮食卫生，用餐时实行分餐制和使用公筷，减少幽门螺杆菌感染的风险。

（王年昌　赵东兵）

47. 胃癌与哪些病毒有关?

　　早在 1990 年，医学家发现 EB 病毒感染可能与胃癌具有一定的相关性。生活中人们可能听说过 EB 病毒，它是鼻咽癌的主要致病因素；而 EB 病毒感染与胃癌的报道相对较少，研究统计估算，全世界胃癌中可能有 5% ~ 10% 的患者与 EB 病毒感染相关。EB 病毒感染引发胃癌的具体机制目前仍不清楚，有研究认为可能与病毒逃脱机体自身免疫检测相关。俗话说"苍蝇不叮无缝的蛋"，我们应该加强锻炼，提高自身免疫力、抵抗力，减少病毒感染的概率，远离胃癌。

（任　虎　赵　宏）

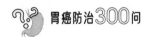

（六）情绪和运动

48. 胃癌与情绪有关吗？

胃癌的发生与人的精神压力有密切的关系，情绪低落的时候会导致身体机能下降、免疫功能降低、内分泌紊乱，引起身体发生疾病，甚至癌症。人在精神压力大的时候建议进行适当的体育锻炼，通过旅游等方式改善精神状态，避免抑郁、焦虑不安等不良情绪，保持心情舒畅，有乐观的心态才能有健康的身体。

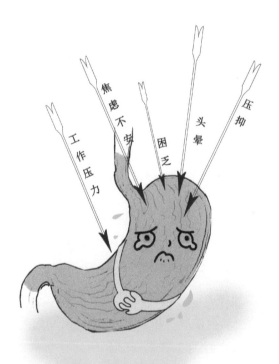

（王年昌　赵东兵）

 更多养胃护胃知识 尽在胃宝

扫码下载"胃宝"APP

49. 什么是"癌症性格"?

研究显示，某些特定的性格特征会增加患癌风险，这些性格称为"癌症性格"。"癌症性格"主要有以下几种类型：①抑郁孤僻型：此类人群的典型性格特征为郁闷孤独，多愁善感，沉默寡言；②忍气吞声型：拥有此种性格的人多内向，表现唯唯诺诺；③易怒好胜型：此种性格主要表现为争强好胜，急躁易怒，咄咄逼人。因此，养成乐观开朗的性格，建立和谐的人际关系，避免"癌症性格"形成有助于更好地预防胃癌。

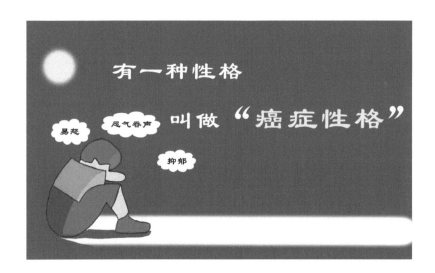

（牛鹏辉　陈应泰）

胃宝——胃病患者的家园

扫码下载"胃宝"APP

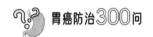

50。胃癌与肥胖有关系吗？

有权威机构指出，肥胖与胃癌等多种癌症的发生存在相关性。对于肥胖的定义最广为接受的就是BMI（身体质量指数），依据中国成人超重和肥胖症预防控制指南，通常认为BMI超过28则为肥胖。肥胖对于胃癌发生的影响与胃癌发生的部位有一定的关系。目前，已经证实了肥胖与胃贲门癌的发生风险增加有相关性。但是除了贲门癌，肥胖是否增加其他部位的胃癌发生风险尚缺少足够的证据。

（张晓杰　郭春光）

51。为什么熬夜的人胃不好？

经常熬夜会使人的生活作息和饮食不规律，熬夜的人身体得不到充足的休息，久而久之，会出现身体抵抗力的下降，容易患病。人在熬夜的时候，晚餐可能会吃得较多甚至还要加餐补充体力，进而导致饮食不规律，损害胃肠功能，引起慢性胃炎或消化性溃疡等胃病。

（王年昌　赵东兵）

胃宝，关爱每一个胃

扫码下载"胃宝"APP

（七）其他疾病

52. 胃食管反流跟胃癌有关系吗？

　　长期的胃食管反流会增加患胃癌的风险。生活中我们有很多人都会出现嗳气、反酸、胃灼热（烧心）的症状，其实这很有可能是胃食管反流引起的。长期的胃食管反流，不仅会因为上述的症状极大影响患者的生活质量，而且还可能造成下段食管黏膜的慢性炎症，甚至会发展为 Barrett 食管（一种极易癌变的病理改变），其进展为贲门癌的风险较正常人高 60 ~ 100 倍。因此，如果长期存在上述症状，并且已诊断为胃食管反流病的患者万万不可掉以轻心，以为服用抑酸药物症状得以减轻就忽视癌变的风险，一定要定期进行胃镜检查。

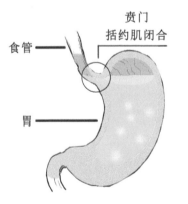

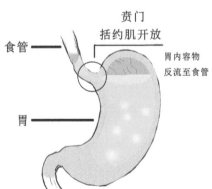

食管
贲门
括约肌闭合
胃

食管
贲门
括约肌开放
胃内容物
反流至食管
胃

健康状态的胃　　　　　　胃食管反流病

（王童博　陈应泰）

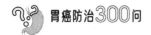

53. 糖尿病和胃癌有关系吗?

　　截至目前,关于糖尿病与胃癌发病率、死亡率之间关系的研究,其结论是不一致的。总体而言,糖尿病患者与非糖尿病患者的胃癌发病率、死亡率没有显著差异。但一些特定人群中,如女性和来自亚洲人群的糖尿病患者,其胃癌发病风险要高于非糖尿病患者。引起差异的原因可能有高血糖、高胰岛素血症、胰岛素抵抗及肥胖、慢性炎症等。因此,糖尿病患者应该注意控制体重和血糖,定期检测胰岛素敏感性和炎症因子指标,从而更好地预防胃癌。

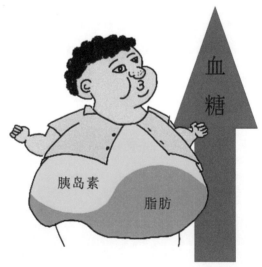

（牛鹏辉　陈应泰）

胃宝为每位胃病患者量身定制个性化食谱

扫码下载"胃宝"APP

54. 抑郁症与胃癌有关系吗？

抑郁症与胃癌是有一定关系的。一方面，抑郁症可以通过机体儿茶酚胺分泌的改变加速胃癌的侵袭和转移，从而严重威胁胃癌患者预后；另一方面，抑郁可以在一定程度上降低胃癌患者治疗依从性，从而影响治疗效果，使患者生存质量降低。此外，部分研究显示抑郁、焦虑等负面情绪也可以通过影响机体免疫调节功能，从而加重胃癌患者病情。

（牛鹏辉　陈应泰）

55. 血型和胃癌有关吗？

从目前研究来看，血型确实与胃癌的发生存在一定的相关性。通常所说的血型主要为 ABO 血型，包括 A 型、B 型、AB 型及 O 型四种类型。经过几十年的观察与研究，科学家发现 A 型血的人发生胃癌的风险确实高出其他血型的人，其中与弥漫性胃癌的发生风险增加尤其相关。

（张晓杰　郭春光）

胃宝在手，胃病无忧

扫码下载"胃宝"APP

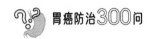

56. 高血压和胃癌有关系吗?

高血压和胃癌两种疾病在我国的发病率均较高,两者之间并没有明确的关联,但高血压和胃癌之间存在一定的共性,对于两种疾病的治疗,都需要注意饮食习惯。病从口入,管住嘴,少生病。对于高血压患者,建议低盐、低脂饮食,适量增加运动。对于有胃病的患者,建议规律饮食,清淡饮食,忌辛辣、生冷、硬等刺激性强的食物,同样提倡低盐、低脂饮食,适量运动提高免疫力。对于胃癌术后的患者,更是要注意调整饮食习惯,少食多餐。

（任 虎 赵 宏）

57. Lynch 综合征和胃癌有关吗?

Lynch 综合征,中文全称为遗传性非息肉病性结直肠癌,是一种家族性遗传病。Lynch 综合征患者主要表现为结直肠部位的肿瘤,但患病人群其他部位肿瘤发病风险也会增加,包括卵巢癌、胃癌、子宫内膜癌、尿道上皮癌、小肠癌、肝癌、皮肤癌等。

据统计,Lynch 综合征患者胃癌发病率的风险是 11% ~ 19%。因此,Lynch 综合征确诊者应该从 30 岁开始定期做胃镜检查,若

更多胃病科普知识 尽在胃宝

扫码下载"胃宝"APP

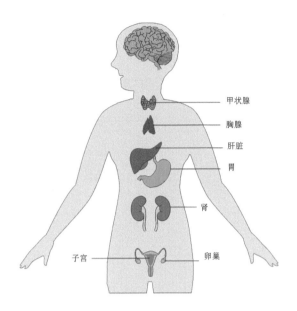

发现可疑病变及时处理。

（赵璐璐　陈应泰）

（八）其他环境因素

58. 常见的直接致癌物有哪些？

　　直接致癌物是指无须经过酶代反应，其本身物质活性就可以使其接触部位发生癌变的一大类物质。相对于间接致癌物，直接致癌物种类较为单一，主要为烷化剂，包括战争中曾出现过的芥

胃宝——您身边的胃管家

扫码下载"胃宝"APP

子气、氮芥、石棉、二氯甲醚（军用毒气和催泪剂的组成成分）等。与胃癌有关的直接致癌物较少，我们平时所了解的烟草、亚硝胺类物质等均不是直接致癌物，而是属于间接致癌物质。

（牛鹏辉　陈应泰）

59. 胃癌有哪些间接致癌物？

间接致癌物是指本身不会导致癌症，而是在人体内经过一系列的催化代谢反应后才会诱发癌症的一类物质。间接致癌物可分为天然和合成两大类。根据国际抗癌联盟发布的人类致癌物报告，天然间接致癌物主要分为环孢素、黄曲霉素、烟草、槟榔、酒精制饮品五类，其中与胃癌密切相关的致癌物主要为烟草、酒精制饮品和黄曲霉素。合成致癌物有芳烃、芳香胺、偶氮化合物和亚硝胺类物质等，其中亚硝胺类物质的摄入量与胃癌的发生有显著的相关性。

（牛鹏辉　陈应泰）

60. 常接触的化学品会导致胃癌吗？

常见的致癌化学品有黄曲霉素、甲醛、煤焦油、芳香族胺类、亚硝胺类及偶氮染料等。长期接触这些致癌物可导致某些癌

更多养胃护胃知识 尽在胃宝

扫码下载"胃宝"APP

症的发生，如黄曲霉素与肝癌密切相关，甲醛易导致白血病等。目前流行病学资料表明胃癌可能与亚硝胺有关，烟熏或盐腌制的食物中亚硝胺含量较高，另外，亚硝酸盐是亚硝胺类化合物的前体物质，可以在人体中合成亚硝胺。亚硝酸盐广泛存在于自然界尤其是食物中，但是日常膳食中的亚硝酸盐只有在缺乏维生素 C 的情况下，才会对人体引起危害。所以要避免长期摄入亚硝酸盐含量高的或含有亚硝胺的食物。

（王年昌　赵东兵）

61. 常吸厨房油烟会患胃癌吗？

厨房油烟与女性肺癌的发生有密切关系，但目前尚未有证据证实厨房油烟可以诱发胃癌。厨房油烟对人体危害主要与烹调时油温有关。当烧菜油温超过 150 ℃，就会产生丙烯醛，这种刺激性气体长期接触可诱发气管炎、支气管炎等呼吸道疾病。当油温过高达到 300 ℃或 300 ℃以上，除了产生有害气体，还会导致油雾凝聚物的出现，长期接触这种物质容易导致人体细胞染色体损伤，从而增加人们患呼吸道和消化道癌症风险。

（牛鹏辉　陈应泰）

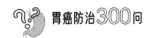

62. 辐射会导致胃癌吗？

辐射在特殊条件下可能会增加胃癌发生风险。日常生活中人们受到的天然辐射是持续性不可避免的。天然辐射是指宇宙射线和自然界中天然放射性核素带来的辐射，其辐射剂量过小，不会对人体造成损害。近年来，辐射在医学影像领域的应用与日俱增，如X线（单次辐射剂量约0.02 mSv），CT（单次辐射剂量约5 mSv），其辐射量均较小，不会增加胃癌发病风险。但有研究显示，在一些特殊条件下，如核工厂职业人群，由于长期暴露于低剂量电离辐射，其胃癌发病风险要高于正常人群。

（牛鹏辉　陈应泰）

63. 水质与胃癌有关吗？

水中的某些物质可能与胃癌的发生有关。正所谓"病从口入"，水质量不仅关系到某些传染性疾病的传播，还与胃癌的发生有关。目前研究发现，水中的硝酸盐、氯化消毒副产物，重金属如铅、汞的长期摄入都可能对胃黏膜造成损害，刺激黏膜产生慢性炎症进而增加患胃癌的风险。因此，我们日常生活中应该留意水中以上物质的含量，尽量避免接触和饮用。

（王童博　陈应泰）

胃宝，关爱每一个胃

扫码下载"胃宝"APP

四

胃癌的癌前疾病与癌前病变

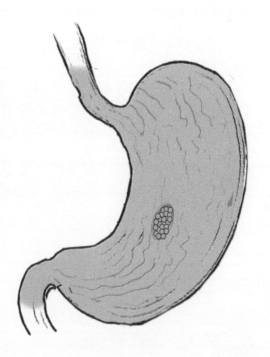

64. 癌前疾病和癌前病变是什么？

　　癌前疾病是指机体发生癌变之前出现的一类良性疾病，它们具有一定的恶变倾向，但并不是所有的癌前疾病都会发展成癌。例如，胃息肉、萎缩性胃炎、胃溃疡、残胃等是胃癌的癌前疾病，乳腺囊性乳腺病、乳腺小叶及腺上皮增生囊性变是乳腺癌的癌前疾病，多发性家族性结肠息肉病是结肠癌的癌前疾病。癌前病变是一个病理学诊断，是机体癌变前的一个阶段，主要指异性增生。其细胞形态和生物学特征已经和肿瘤细胞非常相似，具有高度恶化倾向。出现癌前疾病和癌前病变时都需要积极就诊，定期复查。

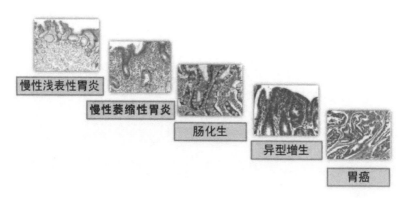

慢性浅表性胃炎
慢性萎缩性胃炎
肠化生
异型增生
胃癌

来源：http://www.80982.org/jkzl/4568.html

（赵璐璐　陈应泰）

胃宝——大医生为您答疑解惑

扫码下载"胃宝"APP

65. 胃癌有哪些癌前疾病？

　　胃癌的癌前疾病是指有癌变可能的良性疾病，主要包括：①萎缩性胃炎：国内胃癌高发地区萎缩性胃炎发生率远高于胃癌低发地区，提示了萎缩性胃炎和胃癌的相关性。②胃溃疡：溃疡的癌变率较低，临床数据显示胃溃疡癌变低于5%。③胃息肉：约有10%的癌变概率，其中＞2 cm的息肉应考虑手术切除，防止癌变的发生。④残胃：指因胃良性病变行胃部分切除术后剩下胃组织，术后5年发生胃癌的概率较高，称为残胃癌。

（赵璐璐　陈应泰）

66. 胃癌癌前病变一定会变成胃癌吗？

　　胃癌的癌前病变是一个病理学诊断，主要指异型增生，其表现为细胞数量增加，生物学特征和肿瘤细胞非常相似，但还不足以诊断为癌。出现癌前病变，就一定会得胃癌么？这是临床中大家普遍焦虑的问题。实际上，异型增生根据病变程度分为三级：轻度增生是炎性和良性异型增生；中度增生指异型化程度较轻度增生更明显，位于正常组织和胃癌的临界性病变；重度增生在形态上已经很难和胃癌的肿瘤细胞相区别。其中，重度异性增生不可转变回正常的组织细胞，发展下去便会成为胃癌，需要积极的临床治疗。

（赵璐璐　陈应泰）

胃宝为每位胃病患者量身定制个性化食谱

扫码下载"胃宝"APP

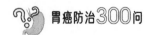

67. 胃癌癌前病变多久会变癌？

胃癌癌前病变主要指异型增生，根据增生程度分为三级，其中轻度异型增生、中度异型增生癌变的可能性很小，一般经过综合治疗都可以转变成正常细胞。但也有研究显示，在5年时间内，约有10%的轻度异型增生、中度异型增生患者会转变成重度异性增生。重度异型增生发生癌变可能性很大，据研究报道3年时间内有30%～60%的重度异型增生患者会转变成胃癌。因此，一旦发现重度异型增生应积极治疗。

（赵璐璐　陈应泰）

（一）胃溃疡

68. 胃溃疡会变癌吗？

胃溃疡有可能会变成胃癌。胃溃疡是指在幽门螺杆菌感染、大量服用非类固醇消炎止痛药、抽烟、长期精神紧张、长期食用刺激性食物等致病因素作用下，引起胃内壁黏膜或更深层发生的溃疡，是胃的一种良性疾病。一般通过抑酸、抗感染等全面系统的治疗后，绝大部分胃溃疡患者都可以治愈；但是长期反复发作的胃溃疡有可能会出现癌变，发展为胃癌，有文献报道胃溃疡的癌变率在 0.4% ~ 3.2%。

（任　虎　赵　宏）

69. 胃溃疡和胃癌什么关系？

胃溃疡有可能会发展为胃癌，胃溃疡可表现出与胃癌相似的临床症状。生活中胃溃疡引起的腹痛多为进食后疼痛，之后逐渐缓解，也可有腹胀、嗳气等腹部不适症状，小部分患者可以完全没有症状。这与胃癌的临床表现相似，因此在临床治疗中，需进行病理诊断，将胃癌和胃溃疡鉴别。得了胃溃疡不必太过惊慌，胃溃疡发展为胃癌的概率为 0.4% ~ 3.2%。绝大部分胃溃疡患者按照标准的治疗方案，通过调整饮食习惯和规范治疗都可以治愈。

（任　虎　赵　宏）

（二）慢性胃炎

70. 胃炎和胃癌是什么关系？

从正常胃黏膜到胃癌需要经历漫长的发展过程：正常胃黏

膜→慢性浅表性胃炎→慢性萎缩性胃炎→肠上皮化生→低级别上皮内瘤变（轻度异型增生→中度异型增生）→高级别上皮内瘤变（重度异型增生）→早期癌→进展期癌。因此慢性浅表性胃炎是胃癌发生的起始事件，如果注意改善饮食习惯，避免胃黏膜的反复损伤，绝大多数是不会进一步发展的。

（王年昌　赵东兵）

71. 萎缩性胃炎会变胃癌吗？

慢性萎缩性胃炎是胃癌的一种癌前疾病，有一定的概率发展成胃癌。如果胃镜检查诊断为慢性萎缩性胃炎，我们就要引起足够的重视，去除一些危险因素，如戒烟、戒酒、避免使用损伤胃黏膜的药物、抗幽门螺杆菌感染治疗、保护胃黏膜等，延缓或避免胃癌的发生。

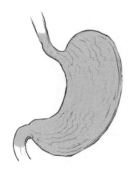
正常胃黏膜

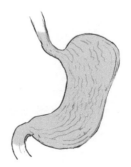
萎缩胃黏膜

（王年昌　赵东兵）

胃宝——您身边的胃管家

扫码下载"胃宝"APP

（三）胃息肉

72. 胃息肉会癌变吗？

　　胃息肉有可能会癌变。做胃镜和钡餐检查时，偶然会发现存在胃息肉，一般无不适症状；小部分患者有消化不良、上腹部隐痛等不适症状；极少数严重者可有黑便或幽门梗阻等情况。胃息肉可以分为好几种，不同类型恶变率不同。最常见的胃底腺息肉几乎不会癌变，一般不需要治疗；增生性息肉癌变率不足1%；息肉越大其癌变率越高，一般建议内镜下切除；腺瘤性息肉具有一定的恶变率，高级别癌变率大于低级别，当息肉大于 2 cm 时具有很高的癌变率，建议尽快切除。

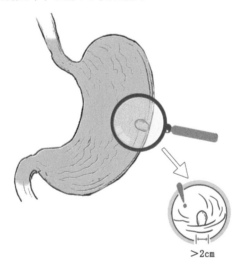

>2cm

（任　虎　赵　宏）

（四）残胃

73。残胃是什么？

残胃指由于胃溃疡、十二指肠溃疡或胃癌等疾病行手术切除部分胃后剩余的胃。与正常胃相比，残胃体积更小，储存和消化食物的能力较正常胃弱很多。因此，手术之后，需要重新培养和训练患者的饮食习惯，每次进食的饭量要明显减少，需要增加进食的次数来补充身体所需要的能量。

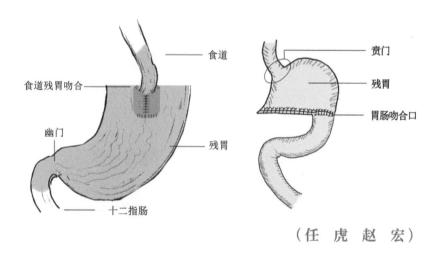

（任 虎 赵 宏）

74。残胃为什么是癌前疾病？

胃手术后改变了原有的胃内环境，胃泌素、胃酸等保护胃黏

胃宝——胃病患者的家园

扫码下载"胃宝"APP

膜的分子分泌减少，胆汁和胰液的反流加重了胃黏膜的损害，此消彼长，胃自身的保护能力减弱，有害因素增加，残胃更容易出现残胃炎等疾病，严重者可出现癌变。但不用太过紧张，仅约1%的残胃会出现癌变，且多发生在胃手术 10 ～ 15 年之后。但需注意的是，胃切除手术后，患者要培养自己良好的生活饮食习惯，尽量减少对残胃的不良刺激，以避免残胃发生癌变。

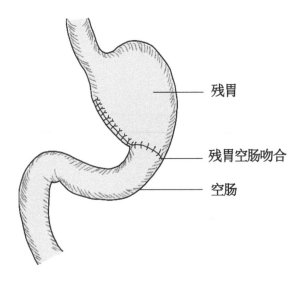

残胃

残胃空肠吻合

空肠

（任 虎 赵 宏）

（五）上皮内瘤变

75. 什么是上皮内瘤变？

　　胃上皮内瘤变是指胃上皮组织发生非典型性增生或者存在异型增生性病变。它不是胃癌，而是疾病发展为恶性肿瘤之前的一

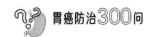

个特殊阶段，它可以继续恶化发展为癌，也可以逐渐改善好转恢复至正常状态。大部分低级别上皮内瘤变通过调整饮食习惯或正规治疗可以转变为正常组织，小部分会继续发展为高级别上皮内瘤变，而后者如不及时治疗，就很可能发展为胃癌。因此，高级别上皮内瘤变的患者应尽早治疗，防患于未然。

（任 虎 赵 宏）

（六）肠上皮化生

76. 肠上皮化生会变胃癌吗？

肠上皮化生是指胃黏膜上皮细胞被肠型上皮细胞所替代的一种病理状态，并不是胃癌，但有可能会进一步发展为胃癌，不过这种可能性较低。胃癌不是一蹴而就的，部分胃癌需要经历从慢性胃炎、萎缩性胃炎到肠上皮化生，再到不典型增生，最后发展为胃癌的漫长过程，肠上皮化生是这一经典级联反应中的中间阶段。如果发现肠上皮化生，大可不必恐慌，我们需要提高警惕，进行适当的治疗，治疗的主要目标是降低胃癌发生的风险。

（任 虎 赵 宏）

胃宝——大医生为您答疑解惑

扫码下载"胃宝"APP

（七）异型增生

77。不典型增生是胃癌吗？

　　不典型增生是一种病理现象的描述，主要指上皮细胞异于常态的增生。它不是胃癌，但有可能会发展为胃癌。轻度不典型增生最常见，这种情况经过饮食调整和（或）药物治疗可以逐渐恢复正常，很少癌变。中度不典型增生有可能继续向重度不典型增生方向发展，继续恶化发展为胃癌，此时需要及时进行药物治疗和饮食调节，定期复查胃镜，观察发展情况和发展趋势。如果胃镜提示出现重度不典型增生，则需要尽快治疗，如内镜下切除等，否则很有可能继续发展为胃癌。

（任　虎　赵　宏）

（八）Menetrier 病

78。什么是 Menetrier 病？

　　Menetrier 病是一种非常罕见的，以胃内黏膜增生肥厚为主要表现的良性增生性胃病，此病最早是在 1988 年由 Menetrier 教授首先报道。目前这种病的病因仍不是很清楚，它的黏膜增厚既不是肿瘤引起的，也不是炎症刺激引起的。早期可有上腹部不适、隐痛或呕吐等症状，晚期可出现全身浮肿、腹泻、消瘦、贫血等症状，主要通过 CT 和胃镜检查进行诊断。治疗上主要为保守对症支持治疗，需要定期复查胃镜，监测疾病的发展变化趋势。

（任 虎 赵 宏）

五

胃癌的病因预防

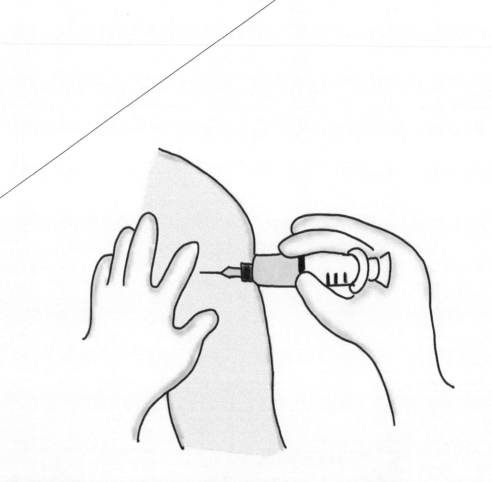

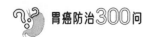

79. 胃癌可以预防吗?

胃癌在一定程度上是可以预防的。虽然目前我们对于胃癌的具体发生、发展机制并不完全清楚,但我们了解胃癌的危险因素,如长期饮食不规律、幽门螺杆菌感染、大量吸烟、大量饮酒等。我们对这些危险因素加以关注,并尽早进行正确合理的处理,如根除幽门螺杆菌感染、培养良好的饮食生活习惯、戒烟、适量运动、定期检查、提前治疗等,就可以在一定程度上预防胃癌,减少胃癌发生的概率。

(任 虎 赵 宏)

80. 癌症三级预防是什么?

癌症三级预防包括:①一级预防:针对病因进行预防,避免癌症的发生;②二级预防:早期发现肿瘤,尽早进行治疗;③三级预防:提高患者生活质量,改善预后,延长生存期。

(任 虎 赵 宏)

 更多胃病科普知识 尽在胃宝

扫码下载"胃宝"APP

81. 如何及早发现胃癌，胃癌发生前有信号吗？

　　早期胃癌发生前一般无特异性症状，因此对胃癌风险人群进行筛查，是及早发现胃癌最行之有效的方法。筛查主要包括血清学筛查和内镜筛查。血清学筛查主要包括：①血清胃蛋白酶原检测；②血清促胃液素–17检测；③幽门螺旋杆菌感染检测；④血清肿瘤标志物检测。内镜筛查主要包括电子内镜和磁控胶囊内镜。在筛查过程中，首先联合年龄、性别、血清胃蛋白酶原、血清促胃液素–17及幽门螺旋杆菌感染等检测结果，评估胃癌发生风险，筛查出胃癌风险人群。对于胃癌高危人群，建议每年行胃镜检查；对于胃癌中危人群，建议每两年行胃镜检查；对于胃癌低危人群，建议每三年行胃镜检查，这样可以提高早期胃癌诊断率，及早发现胃癌，及早治疗。

（任　虎　赵　宏）

82. 预防胃癌饮水有讲究吗？

　　水是人体的重要组成成分，它可以促进新陈代谢，是我们生活的必需品。研究发现，饮用水污染与胃癌的高发密切相关，因此，预防胃癌一定要健康饮水。早上起床饮水是非常好的生活习惯，此时饮一杯温开水，可以帮助我们补充水分，促进胃肠蠕动排出毒素。饮水的温度不宜过冷或过热，避免刺激和损伤胃肠黏膜。饮水的量也不宜过多，每天不宜超过3升，以免加重胃肠的负担或引起水中毒。

（王年昌　赵东兵）

83. 直系亲属有胃癌患者，该如何预防？

胃癌有家族聚集性倾向，胃癌患者一级亲属的遗传易感性较高。胃癌患者直系亲属预防胃癌方法包括：第一，要改善饮食习惯，清淡饮食，不吃高盐、腌制、烧烤和熏制食物，饮用健康水；第二，多吃新鲜蔬菜和水果，远离烟酒；第三，养成良好的作息规律，不熬夜，放松心情，适当运动，保持良好的身心状态；第四，定期体检，进行幽门螺杆菌检测，年龄超过40岁以后在体检中加上胃功能测定和胃镜检查，胃部出现不适症状应及时就诊。

（王年昌　赵东兵）

更多养胃护胃知识 尽在胃宝

扫码下载"胃宝"APP

84. 有胃癌预防疫苗吗？

提起疫苗，大家会立刻想到乙肝疫苗、狂犬病疫苗等，这些疫苗在控制传染病方面具有明显优势。那什么是肿瘤疫苗呢？肿瘤疫苗是通过诱导机体自身的免疫反应，从而起到

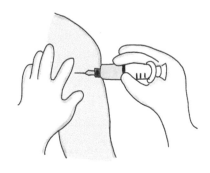

增强机体的抗癌能力，阻止肿瘤的生长、扩散和复发功能的一类疫苗，如最近被大家熟知的 HPV 疫苗就是宫颈癌预防性疫苗等。目前胃癌疫苗还处于研究阶段，尚无有效疫苗用于临床胃癌预防或治疗。

（赵璐璐　陈应泰）

85. 哪些食物可以预防胃癌？

摄入适量适宜的食物可能会降低胃癌发生风险，如①富含类胡萝卜素的食物：如西蓝花、枸杞、芒果等；②富含番茄红素的食物：如西红柿、南瓜、番石榴等；③富含硒元素的食物：如芝麻、麦芽、坚果、蛋类食品；④富含维生素 C 的食物，常见于新

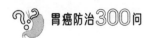

鲜的水果蔬菜，如猕猴桃、柑橘、草莓等；⑤富含维生素 E 和维生素 B_6 的食物：如葵花籽、菠菜、粮谷类食物等。此外，纠正不良饮食习惯，减少腌制，熏烤类食物摄入，也可以对胃癌防治起到重要作用。

（牛鹏辉　陈应泰）

86. 保健品可以预防胃癌吗？

目前尚无充分证据表明保健品有预防胃癌发生的作用。在购买保健品前，要明确保健品是一种营养补充剂。即使很多保健品可能对人体没有明显的毒副作用，但其对胃癌的预防和治疗作用尚未有明确结论。

（牛鹏辉　陈应泰）

87. 喝茶能预防胃癌吗？

良好的饮茶习惯可以在一定程度上预防胃癌发生。根据种类的不同，茶叶主要分为绿茶、红茶、乌龙茶、白茶、黄茶、黑茶六大类。一方面，流行病学结果显示，长期饮用绿茶可以降低40％的胃癌发病风险。随着饮茶年限及饮用量的增加，胃癌发病率也随之降低；另一方面，作为茶叶中主要的活性物质，茶多酚可以通过多种途径限制癌症的发生、发展，如抑制肿瘤细胞活性、限制肿瘤新生血管形成等。因此，养成正确的饮茶习惯对预防胃癌是有益的，但不可过于依赖饮茶预防胃癌，如过量饮茶、饮浓茶等，否则可能会对身体造成一定影响。

（牛鹏辉　陈应泰）

88. 吃素能预防胃癌吗？

目前尚无充足的证据证实吃素可以预防胃癌。一些研究表明某些素食含有的特定成分有抑制胃癌发生的作用，如扁豆、鲜海带中富含的硒元素，香菇、金针菇中富含的锌元素等。但是，不是所有的素食均有助于预防胃癌，如韭菜。韭菜含有挥发性油及硫化物等特殊成分，具有辛辣味，生食会刺激胃黏膜，增加患消化不良、胃溃疡等胃部疾病的风险。

（牛鹏辉　陈应泰）

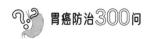

89. 多吃肉能预防胃癌吗?

肉类的食用不合理可以导致胃癌。日常生活中食用的肉类主要分为红肉和白肉,两者的区别在于烹饪前呈现的颜色。2017年世界卫生组织国际癌症研究机构发布的报告将香肠、培根等加工肉制品为1类致癌物质;将红肉(摄入)列为2类致癌物质。相对于未加工肉类,加工肉制品的患癌风险较高。与白肉相比,红肉中饱和脂肪酸含量过高,更易诱发胃癌。因此,严格控制加工肉制品和红肉的摄入,均衡饮食,保证营养摄入充足,才能更好地抵御胃癌侵袭。

(牛鹏辉 陈应泰)

90. 维生素能预防胃癌吗?

维生素是人体内重要的有机化合物,除了维持人体正常的调节代谢功能,还对胃癌预防起着重要作用。作为一个庞大的家族,维生素现阶段就有几十个分支,其中与胃癌相关的维生素主要包括维生素C、维生素A及维生素B_9(又称叶酸)等。维生素C是良好的抗氧化剂,通过清除人体内的自由基对抗多种致癌物质,同时通过抑制幽门螺杆菌的繁殖,可以降低萎缩性胃炎及胃癌的

胃宝为每位胃病患者量身定制个性化食谱

扫码下载"胃宝"APP

危险性。维生素 A 可以调控细胞分裂，抑制癌细胞的生长、繁殖。叶酸可以降低 DNA 甲基化作用，从而对胃癌防治产生积极影响。因此，维持维生素的合理摄入量，对预防胃癌有重要作用。

（牛鹏辉　陈应泰）

91. 多食含钼元素的食物可以预防胃癌吗？

钼是人体不可或缺的微量元素之一，除了维持正常的代谢功能，钼元素还对胃癌防治有着重要作用。一方面，钼可以产生亚硝酸盐还原酶，通过催化一系列酶反应来减少体内亚硝酸盐含量；另一方面，钼还可以合成包括氧化酶在内的人体多种代谢酶，对于抵抗癌细胞变异，抑制胃癌发生、发展有着重要作用。日常膳食中富含钼元素的食物主要有肉类、花椰菜、谷类等。适量添加富含钼元素的食物，可以通过丰富饮食结构更好地降低胃癌发生。

（牛鹏辉　陈应泰）

92. 运动能预防胃癌吗？

正确的运动方式可以有效地预防胃癌发生。研究显示，规律的中等量运动有益于保持体质的健康，减少患胃癌风险。中等量运动包括快走、慢跑、游泳、骑自行车等有氧运动，运动频率为每周 5 次，每次 30 分钟。运动抑制胃癌发生的原因主要包括促进胃部蠕动、缩短亚硝胺及其他有害物质在胃肠道的停留时间、调节机体免疫功能等。因此，合理规划运动时间，保证每周运动量，可以较好地预防胃癌。

（牛鹏辉　陈应泰）

93. 蒜会抑制胃癌发生，正确吗？

大蒜是否会抑制胃癌的发生尚无定论。目前认为大蒜中的某些成分可能会控制幽门螺杆菌感染，从而发挥预防胃癌的作用。但是国内一项经 22 年的研究发现，多吃大蒜在预防胃癌的发生上并没有显著的作用。一般来说，适量的食用大蒜是具有一定的好处的，但是由于有些人食用大蒜后会出现胃部不适，如果出现这种情况则应该减少大蒜的摄入。

（张晓杰　郭春光）

94. 中药可以预防胃癌吗？

目前尚无充分证据表明中药可以预防胃癌。其实，多数情况下对于肿瘤的预防都是从减少疾病本身的危险因素入手。中医的理论中常会有养胃、护胃的说法，主要是以食物的属性或辅以中

更多胃病科普知识 尽在胃宝

扫码下载"胃宝"APP

药来保证胃的健康。这些做法在相当程度上能够改善不良的饮食
种类及饮食习惯，从而预防胃癌的发生。但是从中药本身来讲，
是否具有预防胃癌的作用尚无定论。

（张晓杰　郭春光）

95。预防胃癌，该怎么吃？

日常饮食在胃癌防治中起到重要作用。为了减少和避免"癌
从口入"，我们应做到以下几个方面：①优化膳食结构，减少红
肉、加工肉制品及快餐品的食用，注意新鲜蔬菜、水果的摄入
量，加强奶制品、蛋类、豆类制品的补充，保证均衡饮食；②培
养饮食习惯，避免饮食时间不规律，食之过饱，暴饮暴食，饮食
过烫等；③注意烹调方式，减少腌制、烟熏、烧烤、油炸等食物
加工处理方式。胃癌与日常饮食关系密切，合理安排饮食结构，
培养良好的饮食和烹调习惯，对胃癌防治有很大意义。

（牛鹏辉　陈应泰）

96。检查出幽门螺杆菌感染一定需要治疗吗？

幽门螺杆菌感染作为一种感染性的疾病，目前国内的专家共
识推荐一经证实感染就有必要进行治疗。但考虑到我国幽门螺杆

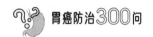

菌约 50% 的感染比例，大规模筛查并治疗所有幽门螺杆菌阳性者并不现实。因此，现阶段仍要根据幽门螺杆菌根除的指征规范地进行治疗。

（1）消化性溃疡（无论是否活动和有无并发症史）。

（2）胃黏膜相关淋巴组织淋巴瘤。

（3）慢性胃炎伴消化不良症状。

（4）慢性胃炎伴胃黏膜萎缩、糜烂。

（5）早期胃肿瘤已行内镜下切除或手术胃次全切除。

（6）长期服用质子泵抑制剂。

（7）胃癌家族史。

（8）计划长期服用非甾体抗炎药（包括低剂量阿司匹林）。

（9）不明原因的缺铁性贫血。

（10）特发性血小板减少性紫癜。

（11）其他幽门螺杆菌相关性疾病（如淋巴细胞性胃炎、增生性胃息肉、Ménétrier 病）。

（12）证实有幽门螺杆菌感染。

来源：中华医学会，中华医学会杂志社，中华医学会全科医学分会，等.幽门螺杆菌感染基层诊疗指南（2019年）.中华全科医师杂志，2020，19（5）：397–402.

（王童博　陈应泰）

97. 幽门螺杆菌怎么治疗?

检查出幽门螺杆菌感染不要恐慌，只要进行规范的药物治

更多养胃护胃知识 尽在胃宝

扫码下载"胃宝"APP

疗，根除率可以达到 90% 以上。目前，国内专家达成的共识建议采用标准的铋剂四联方案，其中包括铋剂、质子泵抑制剂及两种抗生素，推荐的治疗周期为 14 天。

铋剂是一种胃黏膜保护剂，服用期间可能会导致大便呈黑色，但停药后就会恢复。质子泵抑制剂，是一种抑制胃酸分泌的药物，为抗菌药物发挥作用营造良好的环境，如雷贝拉唑、奥美拉唑等。抗生素就是平时所说的"消炎药"，其选择应视当地抗菌药物敏感性而定，推荐进行胃镜活检进行药敏试验后选择。以上药物治疗一定要在医生指导下进行。在规范的治疗后，建议 1 个月后进行呼气试验复查。

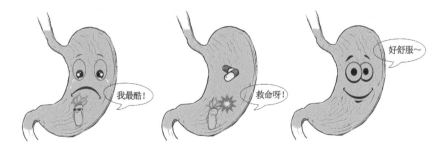

（王童博　陈应泰）

98. 儿童查出幽门螺杆菌感染需要治疗吗？

儿童查出感染幽门螺杆菌目前并不推荐进行抗菌治疗。不同于成人，儿童的幽门螺杆菌感染引起消化性溃疡等严重疾病的概率较低,而且一部分儿童感染不经过治疗也能够自愈。并且有证据表明幽门螺杆菌的存在可以减少儿童某些过敏性疾病的发生,如哮喘、湿疹等。中华医学会儿科学分会消化学组出版的儿童幽门螺杆菌感染诊治专家共识提出儿童 Hp 感染根除治疗的适应证:消化性溃疡、胃黏膜相关淋巴组织(MALT)淋巴瘤患儿必须根治。以下情况可考虑根治:①慢性胃炎;②胃癌家族史;③不明原因的难治性缺铁性贫血;④计划长期服用 NSAID(包括低剂量阿司匹林);⑤监护人、年长儿童强烈要求治疗。

(王童博 陈应泰)

99. 幽门螺杆菌治愈后会复发吗?

幽门螺杆菌治愈后是有可能复发的。幽门螺杆菌在治愈后可以发生复发,包括初次感染菌株的再燃和再次感染两种类型。最常见的复发原因就是初次感染菌株的再燃,指初次治疗后潜伏在胃组织中的幽门螺杆菌再次大量繁殖造成复发。而发生再燃的主要原因还是在于第一次治疗的不彻底,并未达到根治。一般来说,成人发生再次感染的情况其实不多见,每年

胃宝,关爱每一个胃

扫码下载"胃宝"APP

不足2%的成年患者会出现治愈后的幽门螺杆菌再感染，而在儿童和社会经济地位较低的人群中再次感染的概率会更高一些。

（张晓杰　郭春光）

100. 幽门螺杆菌复发怎么办？

幽门螺旋杆菌复发证实后需要进一步评估治疗的获益程度。复发后再次根治的难度会增加，有一部分再次感染的患者，会出现细菌耐药的情况。对于胃癌发生的高风险个体进一步根治幽门螺杆菌是必要的，此时，在治疗方案选择上可能要增加或更换抗生素的种类或添加铋剂。对于胃癌发生的低风险个体，幽门螺杆菌复发后的根治对于预防胃癌的获益程度明显低于高风险个体，此时可根据是否有明显症状及是否有根治性治疗的意愿进行个体化治疗选择。

（张晓杰　郭春光）

101. 体检需要做胃镜的人群有哪些？

根据中国早期胃癌筛查及内镜诊治共识意见，我国胃癌筛

胃宝——大医生为您答疑解惑

扫码下载“胃宝”APP

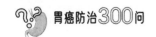

查目标人群的定义为年龄 ≥ 40 岁，且符合下列任意一条者，建议其作为胃癌筛查对象人群：①胃癌高发地区人群；②幽门螺杆菌感染者；③既往有慢性萎缩性胃炎、胃溃疡、胃息肉、手术后残胃、肥厚性胃炎、恶性贫血等癌前疾病；④胃癌患者的一级亲属；⑤存在胃癌其他高危因素（高盐饮食、腌制饮食、吸烟、重度饮酒等）。

来源：中华医学会消化内镜学分会，中国抗癌协会肿瘤内镜学专业委员会. 中国早期胃癌筛查及内镜诊治共识意见（2014 年，长沙）. 胃肠病学，2014,（7），408–427.

（王年昌　赵东兵）

102. 体检查胃镜应该多久做一次呢？

胃镜及其活检病理是诊断胃癌的金标准，尤其对早期胃癌的检出率较高，但是胃镜检查费用相对高，而且有一定的痛苦，患者接受程度差，无法进行大规模的筛查，目前仅针对高危人群进行胃镜体检。根据新型胃癌筛查评分系统（包括年龄、性别、幽门螺杆菌感染、血清胃蛋白原 I / II 比值、胃泌素 -17 5 个变量，总分 0 ~ 23 分）将胃癌筛查人群分为 3 个等级。I 级：胃癌高风险人群（17 ~ 23 分）胃癌发生风险极高，建议每年复查胃镜。II 级：胃癌中风险人群（12 ~ 16 分），有一定胃癌发生风险，建议每 2 年复查胃镜。III 级：胃癌低风险人群（0 ~ 11 分），胃癌发生风险一般，建议每 3 年复查胃镜。

胃宝为每位胃病患者量身定制个性化食谱

扫码下载"胃宝"APP

来源：国家消化系统疾病临床医学研究中心，中华医学会消化内镜学分会，中华医学会健康管理学分会，等．中国早期胃癌筛查流程专家共识意见（草案）（2017 年，上海）．胃肠病学，2018，23（2）：92–97．

新型胃癌复查评分系统

变量	分类	分值
年龄	40 ~ 49	0
	50 ~ 59	5
	60 ~ 69	6
	> 69	10
性别	女性	0
	男性	4
HP 感染	无	0
	有	1
PGR	≥ 3.89	0
	< 3.89	3
G-17（pmol/L）	< 1.50	0
	1.50 ~ 5.70	3
	> 5.70	5

注：HP：幽门螺杆菌；PGR：血清胃蛋白酶原（PG）I 与 PG II 比值；G-17：胃泌素 –17。

（王年昌　赵东兵）

103. 发现胃癌的癌前病变怎么办？

癌前病变是肿瘤的警钟，发现胃癌的癌前病变后需要加强监

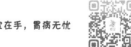

胃宝在手，胃病无忧

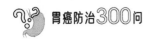

视、积极处理，一旦发现恶变尽早手术治疗。①对因治疗：幽门螺杆菌感染阳性的患者应行根治幽门螺杆菌感染的药物处理，若存在胃食管反流的症状，应接受保护胃黏膜、改善胃肠动力的药物治疗；②对症治疗：若患者存在腹胀、消化不良等症状时应给予中和胃酸、促胃肠动力药物等治疗；③癌前病变：对药物不能逆转的重度异型增生和原位癌，可以在胃镜下行黏膜下剥离术，并定期行胃镜复查。

（赵璐璐　陈应泰）

104. 日本和韩国预防胃癌的经验有哪些值得借鉴？

世界范围内东亚地区包括日本、韩国和中国的胃癌发病率远高于同时期的欧美等国家和地区。但日本和韩国的胃癌患者死亡率要低于我国，这是为什么呢？从 20 世纪 90 年代，日本和韩国就开始实行全国范围内的胃癌筛查，日本、韩国早期胃癌的检出率高达 40%～60%，而我国早期胃癌的检出率相对较低，早期胃癌检出后，经过治疗，会有较好的生存，这就是日本和韩国胃癌患者总体预后优于我国的主要原因。近年来，随着早期胃癌胃镜筛查工作的推广，我国早期胃癌检出率较前增加，患者的整体预后较前明显提高。

（任　虎　赵　宏）

更多胃病科普知识 尽在胃宝

扫码下载"胃宝"APP

六

胃癌的发病机制

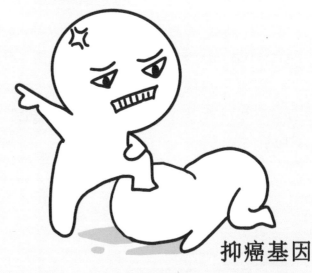

原癌基因

抑癌基因

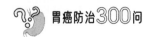

105. 胃癌是怎么形成的?

正常胃黏膜细胞在多重不良环境因素和遗传因素的共同作用下发生肠上皮化生或不典型增生等癌前病变,程度由轻到重,继续发展则成为癌细胞,癌细胞增殖形成癌组织。

(周 红 赵东兵)

106. 癌基因和抑癌基因是什么?

癌症的发生与两类基因有着密不可分的关系,一类是原癌基因;一类是抑癌基因。原癌基因是指正常细胞生长发育所必需的,并具有使细胞癌变潜能的基因,如 ras, myc 等。在多种环境或遗传因素的作用下,原癌基因发生结构改变可能被激活成为癌基因。通过调节靶蛋白的代谢,癌基因编码的癌蛋白可以促使特定细胞转化为肿瘤细胞。抑癌基因是指在正常细胞中存在的对细胞增殖、分裂和分化起负调控作用的一类基因,如 Rb 基因和 $p53$ 基因。抑癌基因失活可能促进细胞的恶性转化,导致肿瘤细胞的产生。

(牛鹏辉 陈应泰)

107。良性胃病发展成胃癌要多久？

　　并不是所有良性胃病都必然会发展成胃癌，其中只有很少的一部分可能发展成胃癌。恶变的过程往往需要在多种危险因素共同作用下，经历较长时间，且不同个体间往往存在差异。因此，目前良性胃病进展为胃癌尚无确定时长。

（周　红　赵东兵）

108。为什么暴露在同一致癌因素下，有的人患胃癌，有的人不患胃癌呢？

　　胃癌的发生是环境因素和遗传因素等多种因素共同作用的结果。其与癌基因激活、抑癌基因失活、细胞因子和代谢酶基因等多态性有关。因此，在单一致癌因素刺激下，不同个体因内在和外在等诸多因素的差异而表现出对胃癌不同的抵御能力，所以才会导致有的人患胃癌，有的人不患胃癌。

（牛鹏辉　陈应泰）

七

胃癌的病理学

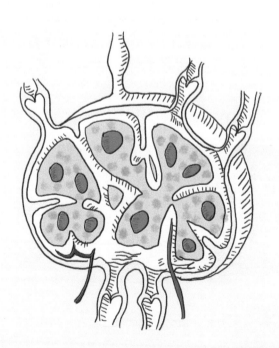

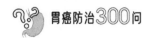

109。胃癌的病理类型有哪些?

胃癌有很多种病理分型方式。按照胃癌大体形态的不同，早期胃癌可分为Ⅰ型隆起型、Ⅱ型浅表型和Ⅲ型凹陷型，其中Ⅱ型浅表型又可分为三个亚型：Ⅱa：浅表隆起型、Ⅱb：浅表平坦型、Ⅱc：浅表凹陷型；进展期胃癌可分为BorrmannⅠ型、BorrmannⅡ型、BorrmannⅢ型和BorrmannⅣ型。按照胃癌组织结构和生物学行为可分为肠型、弥漫型和混合型。按照胃癌的细胞形态，组织结构和分化程度等组织学特点，可分为普通型和特殊类型。普通型有：乳头状腺癌、管状腺癌、低分化腺癌、黏液腺癌、印戒细胞癌；特殊类型主要有：腺鳞癌、鳞状细胞癌、类癌、未分化癌等。

（任　虎　赵　宏）

110。胃良性疾病和胃癌病理学有哪些区别?

胃良性肿瘤具有分化较好、异型性小的特点，核分裂象也比

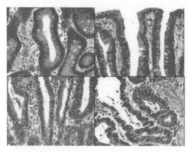

来源：http://img.mp.itc.cn/upload/20160509/384e17c1d6064f798795acf4860d5000_th.jpg

胃宝——胃病患者的家园

扫码下载"胃宝"APP

较少见，呈膨胀性生长，边界清晰，生长速度慢。而胃癌一般分化较差，与正常细胞相比异型性较大，病理性核分裂象多见，生长也很快，容易浸润生长，边界不清楚，很容易出现复发和转移。

（周　红　赵东兵）

111. 淋巴结是什么？

淋巴结是人体重要的免疫器官。一般为卵圆形或蚕豆形，大小不一，成群分布于全身各处，通过淋巴管互相连接，淋巴结既可以过滤淋巴液，又可以产生淋巴细胞和抗体，淋巴结的分布一般是伴随着血管而行的。根据淋巴结的位置可将其分为浅表淋巴结和深部淋巴结。某些浅表淋巴结是可以触摸到的，一般正常的淋巴结小于 0.5 cm，质地软，触摸按压不痛。而深部淋巴结一般需要通过淋巴管造影等特殊的检查方法才能发现。

（张晓杰　郭春光）

112. 胃癌区域淋巴结是什么？

所谓区域淋巴结就是肿瘤发生转移最常见区域的淋巴结。胃癌相关淋巴结可以分为 16 组，根据淋巴回流的顺序大致可以分为三站。通常认为第一站及第二站的淋巴结为胃癌的区域性淋巴结，是在根治性手术中需要彻底清扫的。但是，根据胃癌部位的不同，三站淋巴结的划分也有所差别，因而胃癌的区域性淋巴结实际上也会根据胃癌的部位有所差异。

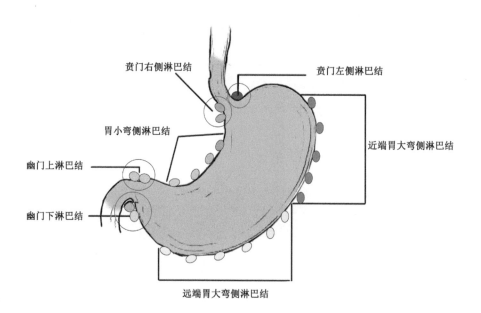

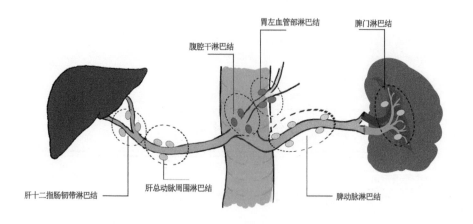

（张晓杰　郭春光）

胃宝——大医生为您答疑解惑

扫码下载"胃宝"APP

113. 非区域性淋巴结是什么？

非区域性淋巴结是相对于区域淋巴结而言的，也就是区域性淋巴结之外的淋巴结。对于胃癌，非区域性淋巴结转移则直接被定义为远处转移。发生非区域淋巴结转移时常会伴随其他脏器的转移，因此如果考虑出现非区域淋巴结转移时，有必要进一步检查以判断其他脏器是否也存在转移的情况。

（张晓杰　郭春光）

114. 胃癌的 TNM 分期是什么？

TNM 分期是美国癌症联合委员会和国际抗癌联盟共同建立的

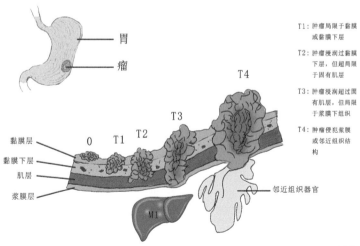

胃
瘤

T1：肿瘤局限于黏膜或黏膜下层

T2：肿瘤浸润过黏膜下层，但超局限于固有肌层

T3：肿瘤浸润超过固有肌层，但局限于浆膜下组织

T4：肿瘤侵犯浆膜或邻近组织结构

黏膜层
黏膜下层
肌层
浆膜层

邻近组织器官

胃宝为每位胃病患者量身定制个性化食谱

扫码下载"胃宝"APP

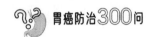
国际性的恶性肿瘤分期标准。从 1968 年第 1 版 TNM 分期标准至今已经更新至第 8 版。胃癌的 TNM 分期包括 3 个方面的内容：T 分期表示肿瘤在胃壁内生长的深度；N 分期表示区域淋巴结转移的个数；M 分期表示肿瘤是否发生远处转移。

	N0	N1	N2	N3
T1	I	I	II	II
T2	I	II	II	III
T3	II	II	III	III
T4a	II	III	III	III
T4b	III	III	III	III
M1（任何T，任何N）	IV			

（张晓杰　郭春光）

115. 胃癌的 AJCC 分期是什么？

AJCC 是美国癌症联合委员会的简称。AJCC 肿瘤分期基本涵盖了目前临床中重要肿瘤的发生部位，这套分期系统对术前临床分期及术后病理分期标准都给出了明确定义。随着科学研究发展，这套分期系统也在不停地更新，目前已经更新到第 8 版。对于胃癌给出了 3 个不同阶段的分期指导：临床诊断分期、术前化疗后的分期及术后患者的病理分期。因此，在肿瘤不同的诊治阶段，这套分期系统都能给予医患双方重要指导价值。

（张晓杰　郭春光）

胃宝在手，胃病无忧

扫码下载"胃宝"APP

116. 病理报告中的 HER-2 是什么?

HER-2 是一个有可能在胃癌中高表达的基因,它与胃癌的发生、发展、侵袭、转移等具有一定的关联性。在病理报告中通常采用"+/-"来表示 HER-2 的结果。HER-2 阳性定义为 HER-2 免疫组织化学染色"+++"或"++ 合并 FISH 检测到 HER-2 基因扩增"。因此,"-"或"+"为 HER-2 阴性,而"++"则需要进行 FISH 检测,进一步明确 HER-2 的结果。HER-2 阳性的胃癌患者预后可能会较差,在治疗过程中,我们可以考虑增加针对 HER-2 的靶向药来进行治疗,提高患者的治疗效果。有研究已经证实使用抗 HER-2 药物可以延长 HER-2 阳性的晚期胃癌患者的生存。目前抗 HER-2 药物在胃癌治疗中的运用仍在探索中。

（任　虎　赵　宏）

117. 胃癌有哪几种转移方式?

胃癌主要有三种转移途径,即淋巴道转移、血行转移和播散种植转移。胃癌细胞容易侵犯胃的黏膜下淋巴丛,由此转移至胃周淋巴结,部分可转移至腹腔内远处淋巴结甚至锁骨上淋巴结。

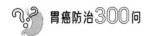

血行转移指癌细胞通过血液循环系统发生的转移，最常见的转移脏器是肝脏和肺。播散种植转移指胃癌组织浸出胃浆膜层后，癌细胞可由浆膜脱落到腹腔腹膜或其他脏器表面所形成的转移。

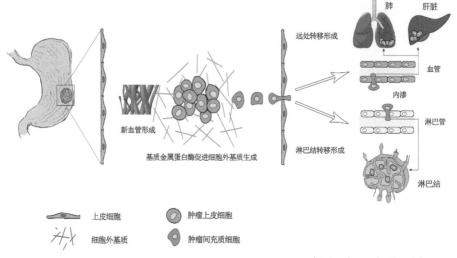

（周　红　赵东兵）

118. 胃癌容易转移到什么部位？

胃癌最先发生转移的是胃周围的淋巴结，即区域淋巴结转移。也可发生腹膜后淋巴结、锁骨上淋巴结等非区域性淋巴结转移。胃癌通过血液循环系统可发生肝脏、肺脏的转移，是脏器转移中较为常见的，也可发生骨转移、脑转移等较为少见的转移。肿瘤细胞直接播散可以转移到腹膜、腹腔脏器表面，如卵巢等，致使腹腔内出现多发转移灶。

（周　红　赵东兵）

胃宝——您身边的胃管家

扫码下载"胃宝"APP

119. 不同类型的转移，在治疗上有差别吗？

对于胃癌出现区域淋巴结转移，有两种治疗方案。一是先手术，手术后再进行化疗或放化疗。二是先进行化疗或放化疗，再进行手术，这种术前的治疗我们称之为新辅助治疗。近年来，多项研究表明，相当一部分这类患者接受新辅助治疗，有可能达到更好的治疗效果。但需要指出的是，是否适合接受新辅助治疗，需要由专业医生根据患者具体情况决定。对于已发生非区域淋巴结或远处器官及腹腔种植转移等远处转移的患者，全身化疗是主要治疗手段，部分患者也可结合靶向治疗、免疫治疗等，根据治疗效果决定进一步治疗方案。少部分远处转移的患者通过上述综合治疗手段，可能转化治疗成功，重新获得手术的机会。

（周　红　赵东兵）

120. 库肯伯格瘤是什么？

对于女性胃癌患者，胃癌细胞可脱落种植在卵巢后发生转移，这种发生在卵巢种植转移的肿瘤叫库肯伯格瘤。这种转移肿瘤最先被库肯伯格在 1896 年发现并报道，因而便以他的名字命名。通常这种转移以胃印戒细胞癌最为常见，一般双侧卵巢均会发生转移。从分期来讲，发生库肯伯格瘤则意味着肿瘤属于晚期。

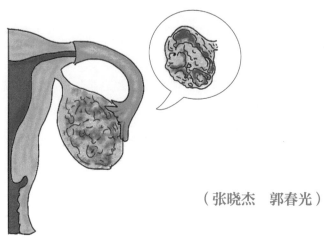

（张晓杰　郭春光）

121。Virchow 淋巴结转移是什么？

如果胃癌细胞转移至左侧锁骨上淋巴结则可以使该处淋巴

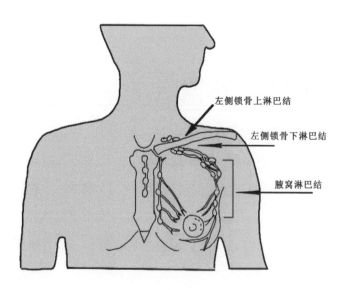

左侧锁骨上淋巴结

左侧锁骨下淋巴结

腋窝淋巴结

胃宝——胃病患者的家园

扫码下载"胃宝"APP

结发生肿大，这种转移的左侧锁骨上淋巴结首次被名叫 Virchow 的科学家发现，因而此后被称为 Virchow 淋巴结。一旦发现有 Virchow 淋巴结，意味着肿瘤已处于晚期。

（张晓杰　郭春光）

122. 胃癌微转移是什么？

胃癌微转移指肿瘤在发展进程中形成的一些通过常规检查方法无法发现的微小转移灶，只有通过一些特殊的生物化学方法才能对其进行检测和定位。微转移可以存在于血液、淋巴结，甚至远处器官，这可能与胃癌的复发转移存在一定的联系。但是对于胃癌微转移目前并没有统一的认识和检测标准，因而即使发生了胃癌的微转移，目前也可能无法及时和准确的做出检测。

（张晓杰　郭春光）

123. 间质瘤是胃癌吗？

间质瘤不是胃癌。间质瘤是来源于间叶组织的常见肿瘤，好发于胃、小肠、结肠、食管等，其中胃间质瘤最为常见，占全部间质瘤的 60% ～ 70%。胃间质瘤是一种交界性肿瘤，具有一定的恶性潜能，并不是胃癌，通常危害性相对胃癌要低。胃间质瘤可以出现与胃癌患者相似的临床症状，可通过胃镜和 CT 检查加以鉴别，病理检查是区别两者的金标准。治疗上，对于能进行手术切除术的间质瘤患者，建议尽早进行手术切除；对于无法直接进行手术切除的患者，建议口服靶向药物，如伊马替尼等进行治疗，胃间质瘤的总体预后要明显优于胃癌。

（任　虎　赵　宏）

124. 胃淋巴瘤是胃癌吗？

胃淋巴瘤不是胃癌，而属于另一种恶性肿瘤——淋巴瘤。与常见的淋巴瘤不同，原发性胃淋巴瘤是一种来源于胃黏膜下层淋巴组织的恶性肿瘤，病灶仅局限于胃及胃淋巴引流区域。有研究表明大部分胃淋巴瘤患者伴幽门螺杆菌（helicobacter pylori，HP）感染。临床上它可以具有和胃癌相似的症状，需要进行消化道内镜检查并取活检样本进行组织病理学检查才能将两种疾病鉴别开来。治疗上与胃癌的治疗方案不同，胃淋巴瘤患者一般不需要进行手术治疗，根据不同的分期，主要通过抗 HP 治疗、化疗、靶向治疗、放疗和免疫治疗等方法进行治疗。

（任　虎　赵　宏）

胃宝——大医生为您答疑解惑

扫码下载"胃宝"APP

125. 如何解读胃癌术后病理报告单？

　　通常术后病理报告都会包含手术范围、清扫淋巴结及淋巴结转移数目、手术切缘是否阳性、肿瘤分期（pTNM）等一些重要信息。其中，手术切缘是判断肿瘤是否彻底切除的重要依据，而清扫淋巴结数目及转移数目可以从客观上反映出淋巴结清扫是否彻底及是否发生淋巴结转移。病理分期（pTNM）总体上反映了肿瘤的分期，也是指导下一步治疗的直接依据。当然，胃癌术后病理单还有很多重要的指标，如果想要进行全面了解，还需要通过专业医生来解读。

（张晓杰　郭春光）

八

胃癌的临床表现

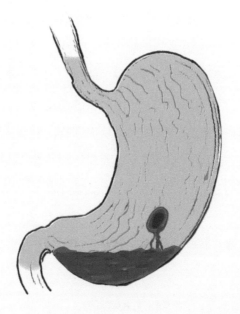

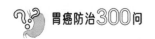

126. 胃痛一定是胃癌吗?

胃痛不一定是胃癌。首先,胃痛有可能是胃良性疾病所引起,如胃炎、胃溃疡、十二指肠溃疡等均可以引起胃痛。其次,还有可能是胃邻近脏器的病变所引起,如胃后方的胰腺病变、腹腔内肿瘤压迫等也可能导致上腹部疼痛不适。对于老年人来说,出现心肌梗死、心绞痛,也会导致上腹部不适,需要和胃痛相鉴别。当然,胃癌也会引起胃痛。需要明确的是,胃癌的确诊并不能仅依靠症状,胃镜和病理活检才是诊断胃癌的金标准。

(周 红 赵东兵)

127. 总是胃胀、打嗝、胃灼烧是怎么回事?

出现胃胀、打嗝、胃灼烧的原因较为复杂,有可能是胃炎、溃疡等良性疾病,也有可能是胃癌。患有胃炎等胃病时,会导致人体胃酸分泌异常,影响胃的消化功能,导致消化不良,食物在胃内停留的时间延长,从而在胃内发酵产生气体,导致人出现胃胀、经常打嗝等症状,而胃灼烧一般是由于胃酸分泌过多、胃内压力过大、贲门抗反流作用减弱等原因导致胃酸反流到食管内,需要配合抑制胃酸分泌的药物治疗来缓解症状。经常出现胃胀、打嗝、胃灼烧症状,建议及时咨询专业医生以获得正规治疗。

(周 红 赵东兵)

 胃宝在手,胃病无忧

扫码下载"胃宝"APP

128. 吃完东西总是饿的快是胃有问题吗?

　　吃完东西总是饿的快,原因可能有以下几个:①跟所吃的食物种类有关,有些人喜欢喝稀粥,吃一些饱腹感强却很容易消化的碳水化合物,这样会比较容易饥饿;②有些人患有一些内分泌疾病,如甲亢等可能导致胃肠蠕动能力增强,人体新陈代谢旺盛,出现容易饥饿、消瘦的表现,糖尿病也会导致多饮、多食、消瘦;③有些人胃肠动力过盛也可能导致容易饥饿,如肠易激综合征的患者,经常腹泻,容易饥饿;④有些合并有寄生虫病,如绦虫病,可能会导致人食欲亢进、易饿、消瘦等表现。当然也可能是胃肠疾病,如胃酸分泌过多、十二指肠溃疡等,这时候需要胃镜检查才能确定。

(周　红　赵东兵)

129. 胃癌会出现哪些症状?

　　早期胃癌一般不会有特别的临床症状,如果同时合并有胃炎、胃溃疡等胃病,可能会有上腹部不适、腹胀、腹部隐痛、反酸、嗳气、恶心、胃灼热(烧心)等不适。中期胃癌,最常见上腹痛,有些患者还有食欲下降、消瘦、贫血、上腹部触及肿块,肿瘤位于贲门可能会有进食哽噎感。晚期胃癌患者由于肿瘤消耗及合并出血、穿孔、梗阻等情况时，患者可能出现严重的营养不良、消瘦、呕血、黑便、突发剧烈腹痛、进食困难、严重腹胀、呕吐等表现。

（周　红　赵东兵）

130. 胃癌出血是什么？

胃癌组织侵蚀血管，导致血管破裂从而引发出血，通常表现为呕血和黑便。胃癌出血可分为慢性出血和急性出血。在慢性出血前期，患者通常无特殊表现，而长期慢性失血导致贫血时患者可出现头晕、乏力等表现，部分患者可出现黑便、呕血。如果是急性出血，患者可能突发大量呕血，同时伴有血色素的快速下降，危及生命。

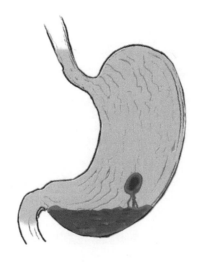

（周　红　赵东兵）

胃宝——您身边的胃管家

扫码下载"胃宝"APP

131. 胃癌穿孔是什么？

胃癌穿孔指肿瘤病灶坏死及溃疡形成导致胃癌原发部位穿孔，胃腔与腹腔相通，是胃癌的严重并发症之一。胃癌穿孔后大量胃肠消化液及食物流入腹腔，引起化学性或细菌性腹膜炎，患者出现剧烈的持续性腹痛，部分严重患者可出现烦躁不安、呼吸浅促、脉快、血压不稳等中毒性休克的表现，危及生命。胃癌穿孔通常需要急诊手术，根据患者的身体情况及病情采取不同的手术方式。

（周　红　赵东兵）

132. 胃癌梗阻是什么？

胃癌梗阻指肿瘤堵塞消化道，导致出现消化道梗阻的表现，常见于贲门及胃窦幽门部肿瘤。贲门癌合并梗阻，患者可出现进食哽噎、吞咽困难、呕吐等梗阻表现。幽门是消化道最狭窄的部分，是胃癌最常见的梗阻部位。幽门梗阻的患者可出现进食后腹胀、腹痛、呕吐等表现。对于不全梗阻，患者可部分进食流食及半流食，而如果是完全性梗阻，患者完全无法进食，需要严格禁食禁水。出现胃癌梗阻时可以根据患者身体状况及病期情况采取介入、手术等方法来解除梗阻。

（周　红　赵东兵）

更多养胃护胃知识尽在胃宝

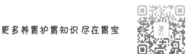

扫码下载"胃宝"APP

九

胃癌的诊断学

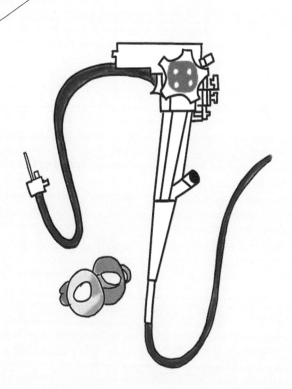

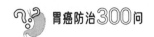

133. 胃癌有哪些检查方法呢？

胃癌有很多检查方法包括胃镜、胶囊内镜、上消化道造影、CT、MRI、PET-CT 等。胃镜是目前用来检查胃癌最简单、直接、方便的检查方法。CT 可以判断胃癌的病变范围、周围浸润及淋巴结转移状态，是用来评估胃癌分期的主要检测方法，但对于早期胃癌，检出率相对较低。MRI 可用于评估胃癌患者的肝脏状态，PET-CT 可用于评估胃癌患者是否存在全身其他部位的病变。胶囊内镜具有和胃镜相似的效果，可以缓解患者做胃镜时的不适，目前价格相对比较昂贵。

（任　虎　赵　宏）

134. 一滴血筛查胃癌是真的吗？

对于胃癌，通过一滴血来筛查的想法目前难以实现。的确，科学研究发现可以通过检测血液中的生物标志物或肿瘤细胞来进行肿瘤的筛查，并取得了一定的成绩，但是距离临床应用仍然存在一定的距离。目前，胃癌仍然缺少高特异性及敏感性的标志物，因而仅仅通过从血液中检测生物标志物的方法来筛查胃癌是不现实的。

（张晓杰　郭春光）

胃宝——胃病患者的家园

扫码下载"胃宝"APP

135. 早期胃癌、进展期胃癌、晚期胃癌都是什么？

根据日本《胃癌分期处理规约》中的定义，当肿瘤细胞的生长局限在胃壁黏膜层或黏膜下层时称为早期胃癌，无论是否存在淋巴结转移。早期胃癌的临床症状不明显，大部分患者仅存在消化不良、胃灼热（烧心）、上腹部轻微不适等症状。

早期胃癌不断发展，肿瘤细胞浸润深度超过早期胃癌，达到胃壁的肌层、浆膜层甚至穿破浆膜层浸润胃癌以外的器官，称为进展期胃癌。进展期胃癌主要表现为腹痛、体重减轻、便血、上腹部不适、腹胀、食欲下降、乏力等。当胃癌患者出现远处转移时，称为晚期胃癌。

（赵璐璐　陈应泰）

136. 做检查的一段时间里，早期胃癌会发展到晚期吗？

做检查的时间里，早期胃癌不会发展成晚期。一般来说，早期胃癌发展到中晚期胃癌所需要的时间是以月来计算的，而术前检查一般需要 1 ~ 2 周的时间完成，检查是为了更好地了解病情，

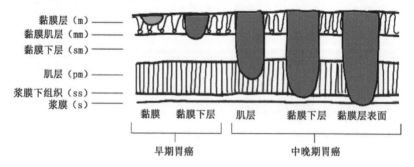

（早期胃癌与中晚期胃癌）　　　　　　　　　　　　（■：癌细胞）

黏膜层（m）
黏膜肌层（mm）
黏膜下层（sm）
肌层（pm）
浆膜下组织（ss）
浆膜（s）

黏膜　黏膜下层　　肌层　　黏膜下层　黏膜层表面

早期胃癌　　　　　　　中晚期胃癌

制订对应的治疗策略，另外也要通过检查来评估患者的身体情况和手术风险，毕竟胃癌手术都有一定风险，需要谨慎对待。因此，术前检查是很有必要的，胃癌也不会在检查这段时间就从早期发展到晚期。

（周　红　赵东兵）

（一）胃镜

137. 确诊胃癌必须做胃镜吗？

确诊胃癌必须进行胃镜检查。因为胃癌是从胃的内部开始生长的，通过胃镜我们可以更加直观地观察胃内部的情况，寻找胃内部的可疑病变，并进行活检，来明确诊断。一些其他检查，如消化道造影、CT等，对于早期胃癌具有一定的假阴性率，容易

胃宝——大医生为您答疑解惑

扫码下载"胃宝"APP

漏诊；而且这些检查即使能够发现病变，也没有办法取到病变组织，进行活检，很难确诊胃癌。只有通过胃镜，我们才能更加直接的诊断胃癌。

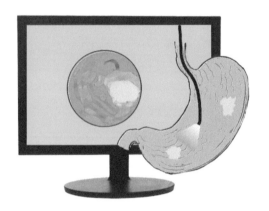

（任　虎　赵　宏）

138. 胃癌的活组织检查 / 活检是什么？

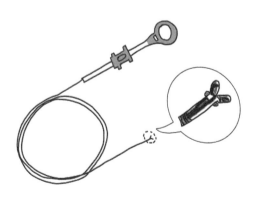

胃癌活组织检查通常是指在做胃镜的时候，通过胃镜管道伸入小钳子在肿瘤组织的表面钳取一些肿瘤组织，然后送去病理科进行病理诊断。

胃宝为每位胃病患者量身定制个性化食谱

扫码下载"胃宝"APP

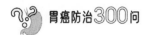
胃癌活组织检查是公认的胃癌术前诊断金标准，能为临床诊断提供重要参考依据，在治疗之前，胃癌患者均需进行胃癌活组织检查，以明确诊断。

（任　虎　赵　宏）

139. 确诊胃癌必须取活检吗？

确诊胃癌是必须进行活检的，看着像胃癌，并不一定就是胃癌。只有通过活检，进行病理检查，由病理科的专家根据病理的图片进行判断，才能真正明确是不是胃癌。病理检查诊断才是胃癌诊断的金标准。有时候如胃溃疡、胃淋巴瘤等，我们只是做胃镜和 CT 检查等是没有办法和胃癌鉴别的，必须进行活检。

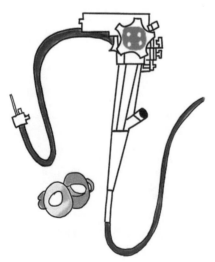

（任　虎　赵　宏）

140. 胃镜检查痛苦吗？

胃镜检查确实会引起一定的不适，但从临床工作中来看，绝大部分患者是可以耐受胃镜带来的短暂痛苦的。做胃镜时，需要插一根直径约 1 厘米的软管经过口咽部，然后经过食管进入胃腔内。做胃镜会刺激患者的咽部，有些患者会有强烈的咽反射，表现为干呕、恶心等症状，因此在做胃镜前，会给予口咽部局部的麻醉，来缓解胃镜对咽部的刺激，患者的咽反射程度不同，其感受也不尽相同。此外，不能耐受普通胃镜的患者可以选择无痛胃镜，也就是静脉麻醉后，进行胃镜检查来减轻胃镜带来的痛苦。

（任　虎　赵　宏）

141. 胃镜需要麻醉吗？

胃镜检查一般是不需要静脉麻醉的。做胃镜时会给予患者口咽部局部的麻醉，来缓解胃镜对咽部的刺激；这种麻醉的效果比较快，麻醉效果相对比较浅，很多人在这种口服的麻醉药的帮助下，就可以顺利完成胃镜的检查。但对于一些咽反射比较强烈，恶心、呕吐症状比较剧烈，完全没有办法耐受胃镜检查的患者，

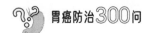

此时需要进行静脉麻醉，以帮助患者顺利完成胃镜检查，这种静脉麻醉也就是大家通常所说的麻醉，一般胃镜检查，是不需要这种麻醉的。

（任 虎 赵 宏）

142. 无痛胃镜容易漏诊吗？

无痛胃镜不容易漏诊。无痛胃镜是在做胃镜前，由麻醉医生对患者实施静脉麻醉，然后再进行胃镜检查。这种方式可以减轻患者的痛苦，缓解患者的焦虑心情，利于医生进行胃镜检查，缩短检查时间。无痛胃镜检查的适应证与普通胃镜检查的适应证基本一致，对于普通胃镜检查时有剧烈呕吐，或其他原因导致无法进行普通胃镜的患者，建议进行无痛胃镜，无痛胃镜的检查结果与普通胃镜的检查结果一致。

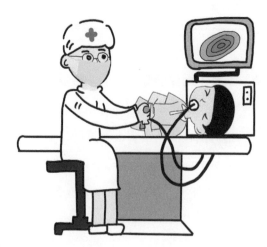

（任 虎 赵 宏）

胃宝——您身边的胃管家

扫码下载"胃宝"APP

143。无痛胃镜会损伤胃吗？

无痛胃镜不会损伤胃。做胃镜只是通过管道对胃内黏膜进行观察，一般情况下都不会损伤到胃。对于普通胃镜检查时有剧烈呕吐，或其他原因导致无法进行普通胃镜的患者，建议进行无痛胃镜检查。在做无痛胃镜过程中，胃肠道的蠕动减弱，更加有利于进行胃镜观察，减少胃镜对胃黏膜的损伤，不会损伤胃。

（任　虎　赵　宏）

144。需要胃镜检查的人群有哪些？

胃镜常用于检查胃部疾病。对于有胃病的，长期胃部不舒服的，恶心、呕吐、腹胀的患者，需要进行胃镜检查确定是否已经患胃炎、胃溃疡等疾病。此外胃镜还是用于早期胃癌筛查的主要方法，对于中老年男性、吸烟人群、幽门螺杆菌感染、经常摄入大量腌制食物的人等具有胃癌高危因素的人群，也应该常规定期进行胃镜的检查。曾经做过胃手术者，也必须定期胃镜复查。

（任　虎　赵　宏）

更多养胃护胃知识 尽在胃宝

扫码下载"胃宝"APP

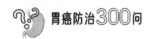

145. 出现什么症状需要做胃镜?

在日常生活中,对于反复出现上腹部疼痛,或经常恶心、呕吐、反酸、胃灼热(烧心)的患者,建议进行胃镜检查,明确一下是否存在胃部的疾病。此外如果出现大便发黑,长期贫血,或短时间内体重的明显下降等情况,也需要做胃镜,检查胃部是否存在疾病。

（任 虎 赵 宏）

146. "一点癌"是什么?

"一点癌"是指在胃镜活检时病理诊断为胃癌,但手术切除标本中该部位没有发现任何癌组织。一点癌在临床上属于微小胃癌,大小仅约数毫米,其癌灶仅限于表浅黏膜的病变。是一种很少见的特殊现象,多为检查时偶然发现。一点癌是早期胃癌的始发阶段,由于病变较小,缺乏特异临床表现,容易漏诊,一点癌患者的整体预后较好。

（任 虎 赵 宏）

胃宝——胃病患者的家园

扫码下载"胃宝"APP

147. 血清胃分泌功能检测是否能替代胃镜检查?

血清胃分泌功能检测不能替代胃镜检查。血清胃分泌功能检测是胃癌的普查项目之一,主要指标包括胃泌素、胃蛋白酶原1、胃蛋白酶原2、幽门螺杆菌抗体等,其分泌的异常可能与胃癌相关。临床上可根据该指标的变化幅度定义胃癌轻度、中度、重度危险人群,中度及重度危险人群进一步做胃镜检查。胃镜检查发现可疑组织后可钳取相应组织,并在显微镜下观察细胞的形态结构等来确诊。胃镜活检是胃癌确诊的金标准,是任何检查都不能替代的。

(赵璐璐 陈应泰)

148. 胶囊内镜能替代胃镜吗?

胶囊内镜不能替代胃镜。胶囊内镜是将1个微型摄像头放入胶囊内,吞咽下去后,随着消化道的蠕动,进行拍摄,可以记录整个消化道的情况。与普通胃镜相比,胶囊内镜优势明显,完全消除了胃镜带来的痛苦,但胶囊内镜也有它的弊端,尚不能完全代替胃镜。目前来说,胶囊内镜在体内的活动是很

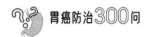

难控制的，对于特殊部位无法反复观察，而且有可能被消化道内食物阻挡；并且胶囊内镜无法取活检，如果发现病灶，仍需要进行胃镜取活检。

（任　虎　赵　宏）

149. 胃镜和钡餐有什么区别？

　　胃镜是从口腔伸入一根纤细的软管到胃里，直观观察胃黏膜的情况，还可以对可疑病变取几块组织进行活检，相对来说是一种有创检查，患者会有一定不适。钡餐全名为消化道钡餐造影，相对于胃镜来说是一种无创检查，患者口服钡剂一定时间后在 X 光下观察钡剂在胃中的充盈情况，从而可以间接判断胃的大小、蠕动情况及有无黏膜缺损或隆起等。胃镜可以直接肉眼观察到胃黏膜有没有外观上的病变，并且可以对可疑的病变黏膜取病理活检，而钡餐是一种间接的检查方式，无法取病理活检，是无法取代胃镜的。

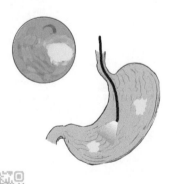

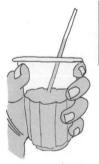

（周　红　赵东兵）

胃宝——大医生为您答疑解惑

150。为什么某些患者胃镜看很像胃癌，但取了几次病理活检都未查到癌细胞？

有以下几种可能的情况。第一，与肿瘤的生长方式有关。皮革胃是一种特殊类型的进展期胃癌，其肿瘤组织起源于黏膜下层，沿黏膜下层浸润性生长，而浅表的黏膜层相对正常，活检取到浅表的黏膜层从而造成假阴性的情况。第二，肿瘤体积过大，局部缺血坏死，活检仅取到水肿和坏死的组织，无法确诊。第三，胃癌合并胃溃疡，表面被溃疡炎性肿物所覆盖，仅取到了溃疡组织从而无法确诊胃癌。第四，有可能确实不是胃癌，仅是胃溃疡等良性病变，单从外观判断有时会有一定困难。

（周　红　赵东兵）

151。胃癌患者做胃镜取活检会引起肿瘤扩散吗？

胃癌患者做胃镜取活检时一般不会引起肿瘤扩散。胃镜活检是指做胃镜检查发现可疑病变组织后利用活检钳钳取少量病变组织，在显微镜下观察细胞的形态结构等来确诊。活检钳取的组织较小，只有几毫米，通常不会引起肿瘤的破裂出血，也很少因为取活检导致肿瘤的播散种植转移。因此，胃镜活检是安全可靠的，也是取得胃癌组织，诊断胃癌的必要手段。

（牛鹏辉　陈应泰）

胃宝为每位胃病患者量身定制个性化食谱

扫码下载"胃宝"APP

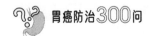
（二）影像学检查

152. 胃癌为什么做 CT 检查？

胃癌做 CT 检查有以下几个目的：①评估病变范围及周围淋巴结情况。CT 检查可以提示肿瘤的范围、厚度及周围淋巴结有没有转移，对于判断分期是很有帮助的；②评估肿瘤和周围脏器的关系。胃癌可能长透胃壁侵犯胃周其他器官，如侵犯胰腺等；③评估有无远处转移。如果胃癌发生远处转移，此时无法采用手术治疗，需要采取以化疗为主的综合治疗。因此，CT 检查可以全面评估患者病情，为医生制订治疗方案提供重要依据。

（周　红　赵东兵）

153. 胃癌患者什么情况下需要做核磁共振？

一般来说，核磁共振对于胃癌患者并不是常规检查，在以下几种情况，医生可能会建议让患者做核磁共振检查：①某些病灶 CT 检查不能确认，建议核磁共振进一步检查，如肝脏上有低密

胃宝在手，胃病无忧

扫码下载"胃宝"APP

度灶，CT 检查无法确认是否为转移灶，可能会建议加做肝脏核磁共振检查；②胃癌侵透浆膜面可能侵犯邻近脏器，加做核磁共振检查可能为了更清楚观察肿瘤与邻近脏器的关系，如观察肿瘤有无侵犯胰腺；③为了更清楚地观察淋巴结的情况，评估是否为淋巴结转移。

（周　红　赵东兵）

154. "液体活检"能诊断胃癌吗？

　　目前"液体活检"在诊断胃癌方面并不能替代胃镜检查。"液体活检"是目前癌症诊断中十分有发展前景的领域，它是通过对血液中的一些肿瘤相关的遗传物质进行检测，达到肿瘤筛查、判断肿瘤治疗效果及预后的目的。但是由于"液体活检"技术目前尚不成熟，其结果并不可靠，检测费用也较高，难以推广。因此，"液体活检"虽然在未来无创诊断等方面可能大有作为，但目前并不能取代胃镜活检作为诊断胃癌"金标准"的地位。

（王童博　陈应泰）

更多胃病科普知识尽在胃宝

扫码下载"胃宝"APP

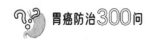

155. 胃癌患者一定要做 PET-CT 吗？

胃癌患者不是一定要做 PET-CT。PET-CT 的检查原理是恶性肿瘤摄取葡萄糖比正常组织高，从而可以在图像上显示为更亮的点。但是 PET-CT 对于胃癌来说不是常规的检查，常规的增强 CT 基本就能比较准确的评估病期，而 PET-CT 不仅价格昂贵，某些特殊类型的胃癌，如黏液腺癌/印戒细胞癌，对葡萄糖的摄取率反而没那么高从而导致检出率低。当然 PET-CT 也有其优势：首先，PET-CT 对于诊断胃癌具有较高的灵敏度，并且能检查出较早期病变，常规 CT 需要结合胃镜检查才能发现；其次，PET-CT 是全身性检查，可以发现一些隐匿的微小病灶，对于偏晚期的胃癌患者来说，特别是全身其他部位怀疑有微小转移灶的，PET-CT 能更清楚地观察到；另外，对于手术后复查 CT 怀疑有复发的，PET-CT 可以更清楚地观察到全身可疑的复发转移灶。

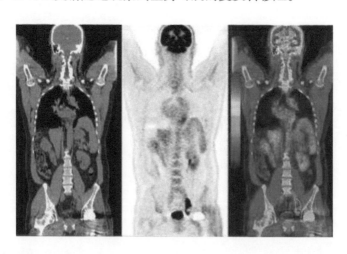

来源：http://img.51daifu.com/petct/20101202/pet-20101202-ww-1.jpg

胃宝——您身边的胃管家

（周　红　赵东兵）

扫码下载"胃宝"APP

（三）肿瘤标志物

156. 胃癌常见的肿瘤标志物有哪些？

肿瘤标志物能够对肿瘤诊断起辅助作用，由于其检查创伤小，是现在肿瘤筛查的有力工具。目前，胃癌常见的肿瘤标志物有癌胚抗原（CEA）、糖链抗原 19-9（CA19-9）、糖链抗原 72-4（CA72-4）、糖链抗原 12-5（CA12-5）、甲胎蛋白（AFP）等。由于单独的肿瘤标志物对肿瘤的敏感性都不高，因此在临床上经常是联合检测，以便获得更为准确的信息。

（王童博　陈应泰）

157. 胃癌相关肿瘤标志物增高，一定是得了胃癌吗？

我们在体检时发现某个单独的肿瘤标志物升高，其实并不用慌张，这样的结果并不能直接作为肿瘤诊断的证据，而是需要结合症状、影像学检查、内镜检查等综合分析。因此，如果单纯是肿瘤标志物有轻微升高，在进行其他详细检查后并没有发现存在肿瘤的迹象，那么可以对肿瘤标志物变化水平进行动态监测。如

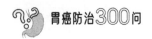

果肿瘤标志物呈现出持续升高的趋势并保持数月，那么就需要进行系统的检查了。

（王童博　陈应泰）

158. 肿瘤标志物阴性，是否就可排除胃癌？

胃癌是一种极为复杂的疾病，如同每个人的长相、身材不尽相同，不同患者胃癌细胞所产生的肿瘤相关标志物异常也不同。虽然胃癌常见的肿瘤标志物能够覆盖大部分的情况，但仍有少数胃癌并不表现出肿瘤标志物升高。因此，如果已经有了可能是胃癌相关的症状，即使肿瘤标志物正常也并不能排除胃癌的诊断，而是需要结合 CT 等影像学检查、胃镜及病理结果综合评估。

（王童博　陈应泰）

（四）其他

159. 胃癌为什么会出现大便潜血阳性？

大便潜血试验是检测消化道隐匿性出血的重要方法。临床中常通过该试验来检测出肉眼观察不到的粪便中的血液成分来进行消化道癌症的筛查。通常胃癌表面很脆，很容易发生出血，这有可能使大便潜血试验出现阳性。另外，肿瘤的生长可以直接侵犯黏膜下层的血管，导致胃癌出血，引起大便潜血试验阳性。因而，当出现大便潜血阳性的时候，也一定要警惕胃癌发生的可能。

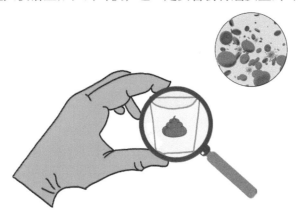

（张晓杰 郭春光）

160. 超声内镜检查是什么？

将超声和内镜结合，在内镜探头前端安装微小的超声头，在行内镜检查的同时进行超声波检查，以明确消化道肿瘤的起源、侵犯深度，及邻近器官的病变。如做胃镜时，可以利用超声内镜的超声检查来观察胰腺病变，相比于体表超声距离更近，还可以直接进行胰腺病变穿刺活检。对于胃癌来说超声内镜检查既可以评估肿瘤在胃壁浸润的深度，还可以评估胃周围的淋巴结转移情

胃宝，关爱每一个胃

扫码下载"胃宝"APP

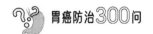
况，但是一般限于特别靠近病变的淋巴结，对于稍远处的淋巴结评估还是需要依靠 CT 检查。

（周　红　赵东兵）

161。需要做胃超声内镜检查的患者有哪些？

超声内镜有助于判断消化道病变的起源与性质，对于判断胃癌的浸润深度也很有帮助。因此，胃癌患者都可以做超声内镜检查，尤其是早期胃癌患者。超声内镜可以准确评估肿瘤浸润深度，为选择治疗方式提供重要依据，如有部分早期表浅肿瘤是可以考虑在胃镜下切除的。

（周　红　赵东兵）

162。胃癌需要做基因检测吗？

基因检测在胃癌的诊疗过程中是可以为临床医生制订治疗方案提供帮助的。随着对癌症认识的深入，科学家们发现癌症实际上是一种"基因病"，由于体内基因的某种"错乱"而造成了肿瘤的产生。而目前肿瘤的一些先进治疗方法，如靶向治疗、免疫

胃宝——大医生为您答疑解惑

扫码下载"胃宝"APP

治疗等，都是针对肿瘤中的某种基因"错乱"进行治疗，并已获得明显的效果。基因检测就是我们获得这些信息的方式，在靶向药物选择、药物治疗效果预测等方面很有参考价值，在肺癌、乳腺癌等诊疗过程中应用较为普遍。而在胃癌的治疗方面，2020年更新的《中国临床肿瘤协会（CSCO）胃癌诊疗指南》中也将二代测序新增为推荐检测项目，可评估胃癌多基因改变指导精准治疗，但强调必须在有资质的实验室进行。因此，在胃癌的诊疗过程中应该进行全面的基因检测作为肿瘤治疗的参考。

（王童博　陈应泰）

163. 腹水细胞学检查是什么？

正常情况下腹腔只分泌少量稀薄液体，当腹腔出现炎症或肿瘤时，液体分泌量增大形成腹水，腹水中出现各类细胞，如红细胞、间皮细胞及肿瘤细胞等。腹水细胞学检查是通过抽取患者腹水进行的脱落细胞学检查，可鉴别良恶性腹水。如果胃癌患者腹水细胞学结果提示可见癌细胞就说明已发生腹腔转移，为晚期肿瘤。

（牛鹏辉　陈应泰）

胃宝为每位胃病患者量身定制个性化食谱

扫码下载"胃宝"APP

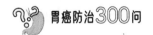

164。癌性腹水是什么？

　　癌性腹水又称恶性腹水，具有顽固、量大、反复出现的特点，常为血性。癌性腹水可由腹膜原发性恶性间皮瘤引起，也常见于由胃、胰腺、大肠、肝脏等原发癌灶转移形成的继发性腹膜肿瘤。生化检查、酶学检查和肿瘤标志物等均有助于癌性腹水的诊断。腹水脱落细胞学检查发现癌细胞具有确诊价值。临床上癌性腹水的治疗除了处理原发病灶外，还包括腹腔穿刺放液、利尿剂治疗、补充白蛋白和腹腔热灌注化疗等。

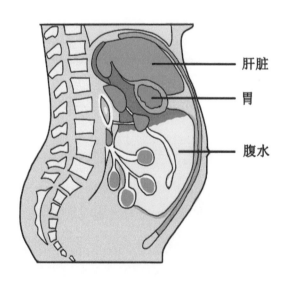

肝脏

胃

腹水

（牛鹏辉　陈应泰）

十

胃癌的治疗

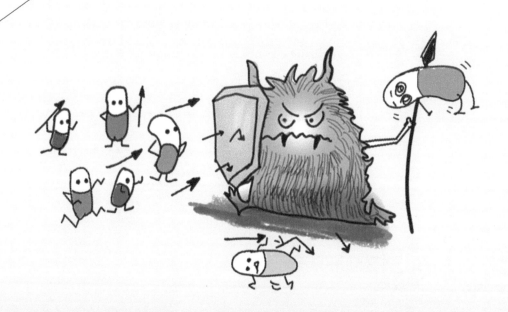

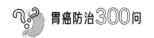

165. 确诊胃癌怎么办?

确诊胃癌后,一定要去正规医院进行全面完善的全身检查,进一步明确胃癌的发展程度,针对不同阶段的胃癌,采取不同的治疗方案进行治疗。患者和家属应该调整好心态,积极配合医生治疗,正确认识胃癌,战胜胃癌。

(任 虎 赵 宏)

166. 胃癌是绝症吗?

胃癌不是绝症,是可以进行治疗的。对于早期胃癌,通过手术切除病灶,绝大部分患者都能够获得长期生存;对于局部进展期胃癌,通过手术联合化疗、放疗的综合治疗,可以延长患者的生存,部分患者可获得长期生存;对于晚期胃癌,通过化疗、放疗、靶向治疗、中医治疗等,也可以改善患者的生活质量,缓解痛苦,延长生命。

(任 虎 赵 宏)

更多胃病科普知识 尽在胃宝

扫码下载"胃宝"APP

167. 胃癌可以自愈吗?

　　胃癌自愈的可能性是微乎其微的。胃癌自愈是指具有组织病理学确诊依据的胃癌患者在未经有效治疗的情况下,一段时间后经临床诊断证实肿瘤消失,且患者具有长期生存证据。一项持续20多年的研究表明,世界范围内胃癌自愈患者仅为16例。统计调查显示,胃癌自愈与基因、年龄、肿瘤位置、人体免疫功能、情绪状态等因素均有关联。由于胃癌自愈的可能性几乎为零,保持乐观积极的心态,确诊胃癌后及时进行规范化治疗才能更好地改善患者的预后。

（牛鹏辉　陈应泰）

168. 胃癌有哪些治疗方法?

　　胃癌的治疗方法包括手术治疗、化学治疗、放射治疗、靶向治疗、免疫治疗、中医治疗等。手术治疗可分为根治性手术和姑息性手术,根治性手术适用于早期和局部进展期胃癌;姑息性手术主要用于原发灶无法切除的胃癌,以缓解患者症状。化学治疗主要用于治疗局部进展期和晚期胃癌,可分为新辅助化疗、术后辅助化疗及姑息化疗。放疗主要用于局部进展期胃癌的局部治疗,减少胃癌的局部复发。靶向治疗可以针对性的杀死肿瘤细

胃宝——您身边的胃管家

扫码下载"胃宝"APP

胞，减少正常细胞的损伤。肿瘤免疫治疗是指提高肿瘤细胞的免疫原性和对效应细胞杀伤的敏感性，激发和增强机体抗肿瘤免疫应答，应用免疫细胞和效应分子，协同机体免疫系统杀伤肿瘤，抑制肿瘤生长。对于其他治疗效果欠佳的胃癌患者，可以尝试进行免疫治疗。

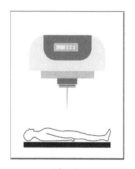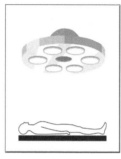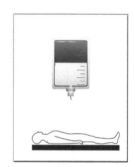

放疗　　　　　手术切除　　　　　化疗

（任　虎　赵　宏）

169。什么是多学科诊疗模式/MDT？

多学科诊疗模式（multidisciplinary team，MDT）是由来自两个以上的多个相关学科，组成固定的工作组，针对某一系统疾病，通过定期会议讨论形式，制订最适合患者的治疗方案的诊疗模式。针对胃癌MDT，通常需要肿瘤外科、肿瘤内科、内镜科、放疗科、影像科、病理科多个科室的医生共同参与讨论，商定治

更多养胃护胃知识 尽在胃宝

扫码下载"胃宝"APP

疗方案。近年来，在诊疗过程中，MDT越来越被医生们重视。这种多学科诊疗模式，体现了以患者为中心的医疗宗旨，保障患者得到规范化治疗。

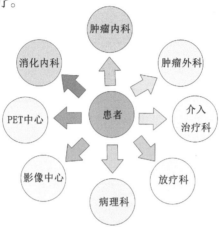

传统模式

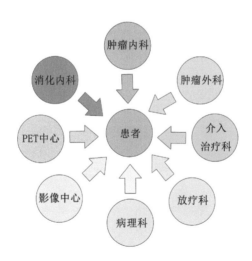

MDT模式

（任 虎 赵 宏）

胃宝——胃病患者的家园

扫码下载"胃宝"APP

（一）外科治疗

170。胃癌根治术是什么？

胃癌根治术是指整块切除包括癌灶和可能受浸润胃壁在内的胃组织，以及清扫相应区域淋巴结的手术。根据切除胃的范围不同，可分为远端胃癌根治术、近端胃癌根治术及全胃切除术等。根据清扫淋巴结站数的不同，可划分为D0、D1、D2及D2+。目前D2淋巴结被广泛接受作为局部进展期胃癌的规范清扫范围。胃癌根治术是治疗胃癌最经典、最有效的手术方式，目前可以通过传统开腹、腹腔镜辅助或者机器人辅助来完成手术。

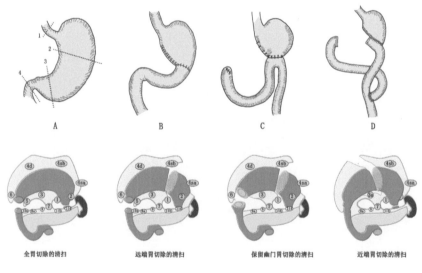

全胃切除的清扫　　　　远端胃切除的清扫　　　　保留幽门胃切除的清扫　　　　近端胃切除的清扫

（任　虎　赵　宏）

171. 手术前，为什么要评估患者心肺功能？

评估患者心肺功能最主要的目的是评估患者是否能够耐受手术。手术前医生通过心电图、肺功能等一系列检查，对患者的心肺功能进行评估，以更加清晰地了解患者的心脏及呼吸系统的功能。第一，通过这些检查，可以对患者的基础心脏呼吸系统的承受能力进行判断；第二，可以对患者术后出现呼吸循环系统并发症的可能性进行预判，提前调整制订合理的治疗方案，尽量避免并发症的发生；第三，通过检查可以了解患者是否存在平时没有察觉的心肺方面的疾病，确保手术的安全进行。

（任　虎　赵　宏）

172. 胃癌根治术有什么禁忌证吗？

并不是所有的胃癌患者都能进行胃癌根治术，胃癌根治术具有一定的禁忌证。第一，存在远处转移的晚期胃癌患者，无法进行胃癌根治术。第二，对于身体状况差，心肺功能欠佳，麻醉风险极高，无法耐受手术的患者，也无法进行胃癌根治术。第三，对于存在凝血功能障碍、其他严重疾病危及生命的患者，也不能

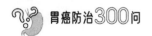

进行胃癌根治术。手术治疗的目的是使患者获益，而对于上述这些患者，胃癌根治术并不能给他们的生活带来帮助。

（任 虎 赵 宏）

173. 胃癌根治术切多少胃？

根据肿瘤的大小及所处的位置不同，胃癌根治手术所切除的范围也不尽相同。一般情况下，如果肿瘤位于近端，可能需要切除包含肿瘤在内的大约 1/2 的近端胃或全胃；如果肿瘤位于远端则需要切除包含肿瘤在内的约 2/3 的胃；如果肿瘤位于胃体，且病变范围较大，则可能需要行全胃切除术。

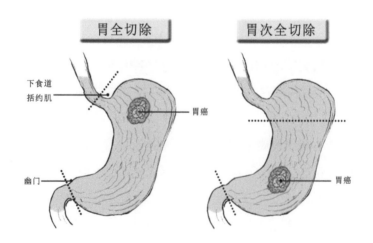

（任 虎 赵 宏）

胃宝为每位胃病患者量身定制个性化食谱

扫码下载"胃宝"APP

174. 胃癌根治术后需住院多长时间?

胃癌根治术后住院时间一般要根据患者的术后恢复情况来定。一般来说,术后恢复顺利,没有严重的并发症发生,通常会在术后 2 周内出院。不同手术方式的患者,术后住院时间也不相同,整体来说,微创手术的术后恢复时间短于传统开腹手术。近年来,提出的快速康复外科理论是指通过进一步优化围手术期的诸多措施,缓解手术创伤应激反应,从而减少术后并发症,缩短住院时间,实现患者的快速康复。

（任 虎 赵 宏）

175. 切除胃,人还能活吗?

切除胃,人是可以活的。胃是消化道的一部分,主要负责储

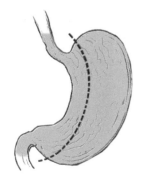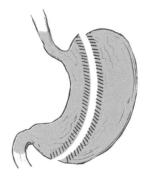

胃宝在手,胃病无忧

扫码下载"胃宝"APP

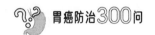

存和初步消化食物，切除了胃之后残胃或肠道可以起到部分代偿功能。尽管胃切除后，进食量会下降，还可能会有消化不良、吸收不好及消化道不适等表现，但不影响人生存。

（周　红　赵东兵）

176。切除胃，人还能吃饭吗？

切除胃后，只要恢复顺利，是可以吃饭的。但切除胃会对人的消化功能产生不同程度的影响。第一，胃是暂时储存食物的"仓库"，少了这个"仓库"，人的饭量会不同程度减少，部分患者可能会有进食后饱胀等不适，需要注意调整饮食习惯，少食多餐，对于胃大部切除或全胃切除的患者来说，在恢复后可以每天进食 5 ~ 6 餐。第二，胃是初步消化食物的器官，切除胃会对人体消化吸收功能产生不同程度影响，需要术后及时调整食物种类，进食更容易消化的食物，细嚼慢咽，以减轻重建后消化道的负担。

（周　红　赵东兵）

177。切除胃，吃的东西去哪了？

切除胃后，进食的食物会进入重建后的消化道内。如果是部分胃切除食物会进入残留的胃内进行消化吸收，初步消化吸收后

更多胃病科普知识 尽在胃宝

扫码下载"胃宝"APP

进入肠道内进行进一步消化吸收。全胃切除的患者一般是采用小肠和食管相连接的重建方式，因此其所进食的食物会直接进入重建后的肠道内，肠道可以起到消化吸收的功能。

（周　红　赵东兵）

178. 胃切除后还能长出来吗？

胃切除后不会再长出来。如果是胃部分切除，残留的胃具有一定的伸缩性，可以起到储存和消化食物的作用，但是功能会受到不同程度的影响。如果是全胃切除，小肠可以起到部分代偿功能，暂时储存和消化食物。

（周　红　赵东兵）

179. 切除胃，会有哪些不舒服？

胃切除后，患者有可能会出现不同程度的不适症状，如腹胀，反酸、胃灼热（烧心）、恶心，呕吐、乏力、体重下降，便秘，腹泻等症状。当然，由于个体差异，有些患者可能只会出现部分轻微的症状或没有明显不适。严重的不适症状，需要在专业医师的指导下正规治疗，必要时配合药物缓解症状。

（周　红　赵东兵）

胃宝——您身边的胃管家

扫码下载"胃宝"APP

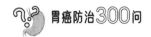

180。为什么胃癌根治术要做淋巴结清扫？

　　胃癌根治术不仅要切除胃，还要对胃周围相应区域的淋巴结进行清扫。这是因为淋巴结转移是胃癌转移的主要方式之一，也是胃癌早期转移的主要方式。为了延长患者的寿命，手术需要连同胃周围容易出现转移的区域淋巴结进行清扫。此外，清扫淋巴结之后，病理科医生会逐个检查我们切除的淋巴结，明确是否存在胃癌转移，有助于进一步明确患者胃癌的发展情况，便于后续制订合适的治疗方案。

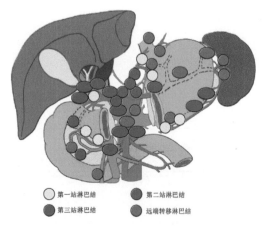

　　○ 第一站淋巴结　　● 第二站淋巴结
　　● 第三站淋巴结　　● 远端转移淋巴结

（任　虎　赵　宏）

181。胃癌微创手术是什么？

　　微创手术是相对于传统的开放手术而言的一大类手术方式。

更多养胃护胃知识 尽在胃宝

扫码下载"胃宝"APP

微创手术在保证治疗效果等同于传统手术的前提下，创伤更小，恢复更快。胃癌的微创手术包括内镜手术、腹腔镜手术和机器人手术。内镜手术主要通过胃镜进行手术，不需要开刀，适用于部分早期胃癌的治疗。腹腔镜手术只需在腹壁切开几个小口，就可以通过器械进行手术治疗。机器人手术与腹腔镜手术类似，术者可以通过远程操作机械手臂进行精细的手术操作，完成胃癌根治术。

（任　虎　赵　宏）

182. 腹腔镜胃癌根治术是什么？

腹腔镜胃癌根治术是利用腹腔镜技术进行胃癌根治术，腹腔镜系统可以将手术操作区域放大 3 ～ 5 倍，医生可以利用腹腔镜器械进行更加精细的手术

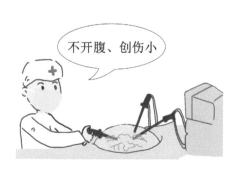

操作。相较于传统开腹手术，腹腔镜手术创伤小，术后疼痛轻，恢复更快，并发症少。腹腔镜胃癌根治术最早适用于早期胃癌。随着腹腔镜技术水平的提高，腹腔镜手术也逐渐运用治疗局部进展期胃癌，研究表明，腹腔镜胃癌根治术治疗进展期胃癌是安全可靠的，远期疗效与开腹胃癌根治术相似。

（任　虎　赵　宏）

 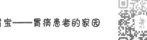

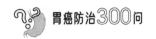
183. 机器人手术是机器人在做手术吗?

机器人手术并不是机器人在做手术, 随着医疗技术的发展, 一种新型的手术方式——机器人手术逐渐进入我们的医疗工作中。机器人手术并不是人们想象的那样, 机器人通过智能化的系统自行给患者进行手术, 机器人手术也需要手术医生进行操作。手术医生不需要接触患者, 只需要在控制台上, 通过观看显示屏, 远程操控手术台上的机械手臂进行精细的手术操作。

(任 虎 赵 宏)

184. 腹腔镜手术和开腹胃癌根治术有什么区别?

腹腔镜手术与开腹胃癌根治术是治疗胃癌常见的两种手术方式。两种手术的治疗原则是一样的, 手术范围也一样, 两种方式各有利弊。腹腔镜手术腹壁伤口小、创伤小、术后恢复快, 但对于

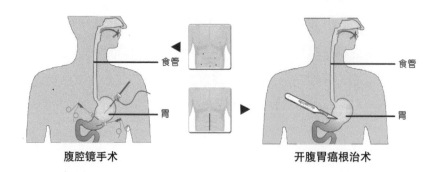

腹腔镜手术　　　　　　　　　　　开腹胃癌根治术

胃宝, 关爱每一个胃

扫码下载"胃宝"APP

淋巴结转移较多、局部病变较晚、粘连严重的患者，腹腔镜手术操作难度较大，对手术团队要求较高。开腹手术便于暴露，术者可以直接接触到腹腔内器官，具有较好的手部感觉，能够近距离进行直接操作，但组织创伤较大，术后疼痛明显，恢复相对慢一点。从治疗效果上来说，有研究表明对于早期胃癌，腹腔镜与开腹手术患者术后长期生存一样，腹腔镜手术术后恢复更快；进展期胃癌方面，对于成熟的腹腔镜手术团队来说，腹腔镜与开腹手术患者远期生存也没有明显差异。

（任　虎　赵　宏）

185. 胃癌什么情况下需要联合其他脏器切除？

（1）胃癌长透胃壁局部侵犯邻近脏器时，可能需联合被侵犯脏器切除才能达到根治切除的目的，如胃癌侵犯胰腺体尾部，需联合胰体尾切除，胃癌侵犯横结肠，需联合部分横结肠切除，胃癌侵犯胰头，需要切除部分胰头或联合胰十二指肠切除。当然，这种需要联合脏器切除的情况一般表示肿瘤比较偏晚期，在治疗方案上也可以考虑先行新辅助治疗，待肿瘤缩小再行手术以期达到更好的治疗效果。

（2）胃上部癌脾门淋巴结怀疑转移，为清扫可能转移的淋巴结，有部分需联合脾脏切除。

（周　红　赵东兵）

胃宝——大医生为您答疑解惑

扫码下载"胃宝"APP

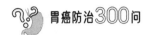

186. 胃癌根治术联合脾脏切除对人体免疫功能影响大吗？

　　脾脏是人体重要的免疫器官之一。脾脏内含有大量巨噬细胞，具有清除机体异物和维持机体稳定的功能。当胃癌术中发现淋巴结转移到脾门、脾门血管或手术损伤到脾脏无法止血时，会联合脾脏一起切除以便淋巴结清扫或减少术中出血。切除脾脏会影响机体的免疫功能么？脾脏切除早期，机体免疫功能降低，因此患者感染综合征的发生概率增高，如胰腺炎、胸腔积液、腹腔脓肿、伤口感染等。后期其他免疫器官或组织会不断代偿，对人体免疫功能影响较小，不会影响人体的正常生活。除此之外，脾脏还是人体的"血库"，脾脏切除早期可能会出现血小板增多、腹腔出血、创面出血、血栓等疾病，需要积极治疗。

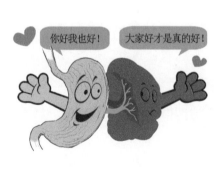

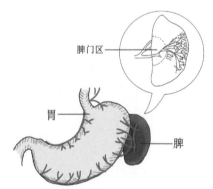

（赵璐璐　陈应泰）

（二）内镜治疗

187. 早期胃癌一定要行切胃手术吗？

早期胃癌不是必须要行胃切除手术，满足内镜切除适应证的早期胃癌患者也可以选择内镜下切除病灶，从而保留胃的功能。《早期胃癌内镜下规范化切除的专家共识意见（2018，北京）》中规定的适应证包括绝对适应证和相对适应证。绝对适应证：①无合并溃疡的分化型黏膜内癌（cT1a）；②病灶大小 ≤ 3 cm、有溃疡的分化型黏膜内癌（cT1a）；③胃黏膜高级别上皮内瘤变。扩大适应证：病灶大小 ≤ 2 cm、无溃疡的未分化型黏膜内癌（cT1a）。内镜切除早期胃癌后，再根据术后病理结果决定进一步治疗方案。

（周　红　赵东兵）

188. 内镜下黏膜下剥离术是什么？

内镜黏膜下剥离术（endoscopic submucosal dissection，ESD）是一种微创治疗早期消化道肿瘤、息肉等良性病变的手术方式，该方法主要步骤是先在消化道的黏膜下层注射分离剂，然后用电刀逐步剥离病变的黏膜层和黏膜下层，可以避免器官的切除，保留器官的功能。尽管是微创手术，也具有一定的手术风险，如术中或术后创面的出血，甚至穿孔等，但是相较胃切除手术来说风险更小，术后恢复更快，对以后的生活质量影响较小。

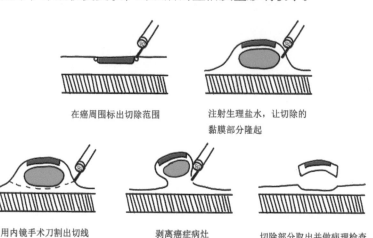

在癌周围标出切除范围　　　　注射生理盐水，让切除的
　　　　　　　　　　　　　　黏膜部分隆起

用内镜手术刀割出切线　　　剥离癌症病灶　　　切除部分取出并做病理检查

来源：http://news.medlive.cn/uploadfile/20180911/15366604177811.jpg

（周　红　赵东兵）

189. 内镜下黏膜切除术是什么？

内镜下黏膜切除术（endoscopic mucosal resection，EMR）同内镜黏膜下剥离术类似，也是一种内镜下微创切除病变的手术方式。实际上，内镜黏膜下剥离术是由内镜下黏膜切除术发展而来的，相比较内镜黏膜下剥离术，内镜下黏膜切除术操作更简单，能切除的病变面积更小，更加表浅。主要操作步骤如下图所示，先在

更多胃病科普知识 尽在胃宝

扫码下载"胃宝"APP

黏膜下层注射分离剂，再用圈套器剥离黏膜层。内镜下黏膜切除术可用于切除直径 < 2 cm 的黏膜层肿瘤，包括食管、胃、结直肠早期癌症，而内镜黏膜下剥离术是在黏膜下层进行操作的，可以用于直径超 2 cm 及部分黏膜下层的病变，甚至是肌层的良性肿瘤。

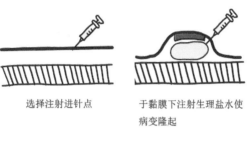

选择注射进针点　　　　　于黏膜下注射生理盐水使
　　　　　　　　　　　　病变隆起

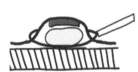
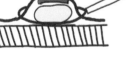

用带勾的专用圈套器　　　接通高频电切除病变　　　五爪钳回收切除标本
圈取病变

（周　红　赵东兵）

190。胃癌内镜切除术可以完整切除胃癌吗？

经过严格评估后符合内镜切除适应证的胃癌，绝大部分是可以完整切除的。当然还是会有少部分肿瘤在内镜切除后病理结果发现有残留，需要追加外科手术。另外也需要考虑到胃周淋巴结转移情况，早期胃癌淋巴结转移率为 0 ~ 15%，而对于符合内镜切除适应证的那部分早期胃癌，淋巴结转移概率极低，研究结果

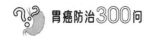

也发现这部分患者做内镜切除的长期预后和外科手术切除并无差异，术后手术医生也会制订严密的复查随访体系来监测肿瘤的情况。

（周　红　赵东兵）

191. 哪些患者内镜切除胃癌后需要追加外科手术切胃？

术前对于病灶的评估并没有术后病理精确，因此有部分患者术后病理提示超出内镜切除适应证或有肿瘤残留时，就需要追加外科手术。哪些患者需要追加外科手术呢？一般来说，主要包括两类患者：一是肿瘤有残留，即所谓切缘阳性，包括水平切缘和垂直切缘，建议追加外科手术，也有研究建议对于单纯水平切缘阳性的患者可以采用二次再行内镜黏膜下剥离术的方法治疗；二是存在淋巴结转移的高危因素，如肿瘤面积过大（直径大于3 cm）、侵犯深度过深（黏膜下层超过 500 μm）、有脉管瘤栓及神经侵犯、未分化癌等，日本有研究建立 eCura 评分系统，对淋巴结转移的高危因素进行评分，如果评分达到中高危的情况一般是建议追加外科手术。当然，对于淋巴结转移的评估目前仍存在局限性，什么情况需要追加手术仍有一定争议，不仅需要评估肿瘤残留和淋巴结转移的可能，也需要结合患者的身体情况，制订个体化的治疗策略。

（周　红　赵东兵）

更多养胃护胃知识 尽在胃宝

扫码下载"胃宝"APP

（三）化学治疗

192。化疗是什么？

化疗，即化学药物治疗，是用化学合成药物杀灭肿瘤细胞的一种治疗方法。化疗是胃癌治疗的重要治疗手段。化疗为肿瘤患者带来巨大的生存获益的同时，也会杀灭正常的人体细胞，带来一定的毒副作用，让患者感到不适。

（赵璐璐　陈应泰）

193。化疗周期是什么？

为了在杀灭癌细胞的同时尽可能减小对正常、健康的细胞和组织造成伤害，化疗多采用周期治疗的方法。化疗周期是指从一轮治疗开始到下一轮治疗开始之间的持续时间，其长短是根据化疗药物半衰期、人体功能恢复时间及肿瘤倍增时间制订的。

一个完整的化疗周期主要包括两个阶段：前期主要应用化疗药物对肿瘤造成杀伤，同时密切监测药物的毒副反应；后期停用化疗药物，人体对损伤进行修复、恢复或重建机体的免疫功能，在该阶段下可以遵从医嘱服用一些调节免疫功能的药物。

（牛鹏辉　陈应泰）

胃宝——胃病患者的家园

扫码下载"胃宝"APP

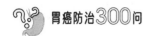

194. 化疗有哪些常见不良反应？

化疗过程中使用细胞毒性药物，会伴随一些不良反应的出现，其中常见不良反应主要有以下几个方面：①恶心、呕吐等消化系统症状；②骨髓抑制，包括白细胞降低、血小板减少；③脱发及肝肾功能损害等毒副作用。大部分化疗的毒副反应是可以逆转的，通过合理规范地制订化疗方案，对症使用一些针对严重不良反应的药物，可以减轻化疗毒副作用对机体的损害。

（牛鹏辉　陈应泰）

195. 化疗不良反应不明显，是不是表示化疗无效？

如果在化疗过程中不良反应不明显，并不一定就是化疗无效，同样，化疗不良反应很重也并不一定代表化疗疗效越好。一方面，化疗不良反应的产生不仅与化疗药物相关，也与个人身体状态密切相关，并不是所有人在化疗过程中均会有明显的不良反应。另一方面，化疗的有效性需要影像学检查或者病理结果来进行评判。从目前的研究来看，这两者之间并没有确切的关联。因而，化疗疗效并不能通过是否产生化疗不良反应来进行评判。

（张晓杰　郭春光）

胃宝，关爱每一个胃

扫码下载"胃宝"APP

196. 胃癌化疗有不良反应，是不是不该做？

化疗已经成为目前肿瘤治疗的重要手段之一，给肿瘤患者带来了巨大的生存获益。但是在化疗过程中，会出现很多不良反应，那应该如何权衡呢？答案是患者不应该因化疗出现不良反应便立刻停止化疗，这需要经过肿瘤内科医生严谨的评估来指导进一步的治疗决策。

（赵璐璐　陈应泰）

197. 胃癌化疗做得越多越好吗？

胃癌化疗并不是做得越多越好，化疗的主要作用是控制肿瘤的进展或预防肿瘤的复发。而化疗药物在杀伤肿瘤细胞的同时，还会对人体正常细胞造成伤害，因此过度的化疗往往会适得其反。一般来说，早期胃癌根治性治疗后并不需要进行化疗。而对于局部进展期胃癌的患者，目前多推荐术前及术后共化疗 6 ~ 8 个周期。对于晚期胃癌患者来说，因为不能进行根治性手术治疗，一般需要进行全身化疗、靶向治疗、免疫治疗、放疗和姑息手术等综合治疗手段来控制肿瘤的进展及缓解肿瘤相关的症状。因此晚期胃癌患者更加需要进行多学科会诊综合评估制定治疗方案，而并不是一味地延长化疗时间。

（王童博　陈应泰）

胃宝——大医生为您答疑解惑

扫码下载"胃宝"APP

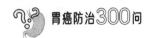

198. 胃癌化疗期间为什么总是要抽血？

胃癌在化疗期间需要定期抽血化验，其主要是为了监测化疗可能引起不良反应的程度。某些化疗药物会引起骨髓抑制，这会使血液中各种血细胞数目减少，如果未能及时发现并纠正，则可能产生一些严重不良事件。另外，肝、肾功能的损害也是化疗最为常见的不良反应，因而对肝、肾功能的监测同样重要。由此可见，在化疗期间定期的抽血化验是有必要且极其重要的。

（张晓杰　郭春光）

199. 怎样防治化疗引起的胃肠道反应？

胃肠道反应是化疗药物最常见的不良反应之一，主要包括食欲减退、恶心、呕吐、腹泻、便秘等。化疗期间做到以下几点尽可能减少化疗引起的胃肠道反应：①在医生指导下选择致呕性较低的抗癌药物；②止吐药的使用：种类较多，如甲氧氯普胺、5-HT3 受体拮抗剂、皮质类固醇、抗胆碱药和抗组胺药等，需要根据医生的指导进行服用；③配合行为干预疗法，如放松／系统脱敏疗法、催眠疗法、音乐和针灸等；④适当中药调理。

（赵璐璐　陈应泰）

胃宝为每位胃病患者量身定制个性化食谱

扫码下载"胃宝"APP

200. 放化疗期间饮食如何调整？

　　放化疗的一些不良反应，如呕吐、食欲减退、便秘等都会改变患者的饮食习惯。因而，在放化疗期间的饮食也应有相应的一些调整：①以清淡为主，少食用刺激性的食物；②应该避免干硬的食物；③保证高蛋白、高能量、高维生素及多水分的饮食结构，保证在放化疗期间营养需求；④对于食欲减退的患者可以少食多餐，保证足够的营养摄入；⑤有时候放化疗会抑制造血，此时饮食应该注意补充蛋白及铁元素；⑥必要时可以增加口服肠内营养制剂。

（张晓杰　郭春光）

201. 胃癌放化疗期间如何进食？

　　胃癌患者在放化疗期间胃肠道黏膜直接或间接的受到影响。因此，患者应该进食易于消化、刺激性小的食物，如粥、软面条等，而避免进食生冷、质硬、刺激性食物。并且还要注意进食营养丰富的食物，如蛋、鸡肉、鱼肉及肉泥等优质蛋白质。另外，新鲜水果、蔬菜中含有丰富的维生素C，在放化疗期间也是不可或缺的。而少数患者由于肿瘤原因无法经口进食，应该在医生的指导下进行肠内、肠外营养支持，均衡身体必要营养素的摄入。

（王童博　陈应泰）

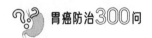

202. 胃癌有哪些常用的化疗药物?

化疗是肿瘤医生对付胃癌的重要武器,随着数十年的发展,目前用于胃癌的化疗药物主要分为以下几类:①氟尿嘧啶类:这类药物广泛应用在消化道肿瘤的治疗当中,具有很好的疗效。主要包括5-氟尿嘧啶、卡培他滨、替吉奥(S-1)等。②铂类:是胃癌治疗中另外一个重要的成分,胃癌中应用较多的铂类药物主要是奥沙利铂和顺铂。③紫杉醇类:此类药物是科学家们在20世纪六七十年代发现的天然抗癌药物,目前广泛应用于胃癌、乳腺癌及卵巢癌等多种实体肿瘤的治疗当中。主要药物包括紫杉醇、多西紫杉醇(多西他赛)、白蛋白结合型紫杉醇和紫杉醇酯质体。④其他类药物:如半合成水溶性喜树碱类衍生物伊立替康、抗生素类抗肿瘤药物表柔比星(表阿霉素)等,在目前胃癌治疗中也比较常见。国内外的指南中会根据各国不同的临床试验结果对以上药物进行组合,构成不同的两药或三药化疗方案应用到临床治疗当中。

(王童博　陈应泰)

更多胃病科普知识 尽在胃宝

扫码下载"胃宝"APP

203。肿瘤耐药是什么?

　　临床中肿瘤耐药是指患者对某类抗肿瘤药物未出现治疗响应的现象,即说明治疗药物并不能有效地抑制和杀伤肿瘤。肿瘤为什么会出现耐药呢? 现在医学界对肿瘤耐药的机制还并不能做出完整的解释,但总体来说原因可能分为两类:其一是肿瘤天然耐药(固有耐药),肿瘤中包含着数以亿计的肿瘤细胞,这些肿瘤细胞彼此也不尽相同,这就叫作肿瘤的异质性,正是因为这种异质性的存在,肿瘤中可能会有部分细胞天然对化疗药物耐药,造成治疗的失败;其二是获得性耐药(继发性耐药),就是在化疗药物治疗的过程中,肿瘤细胞针对所应用的化疗药物发生了自主的进化,进而产生了耐药性。临床治疗当中如果出现了肿瘤耐药的情况,那么可能需要医生对疾病状态重新评估、更换治疗方案。

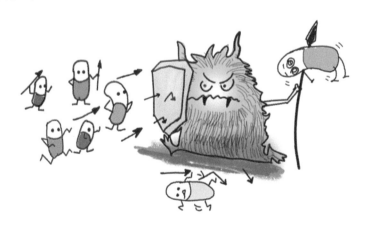

(王童博　陈应泰)

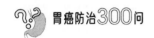

204. 热灌注化疗是什么?

　　腹膜转移是胃癌的主要转移方式之一，由于传统全身化疗方式无法在腹腔内形成足够的药物浓度抑制肿瘤细胞生长，腹膜转移一直以来是胃癌治疗的难点。而针对这种情况，近年来出现了一种新的治疗方式，将化疗药物加热至43～45℃，从体外通过预留的管路灌注至腹腔内，应用特殊的装置在腹腔内循环，消灭腹腔内、肿瘤床等残留的肿瘤细胞，这种治疗方式即为腹腔热灌注化疗，目前已经在胃癌、肠癌及卵巢癌等恶性肿瘤的治疗中取得了较好的治疗效果。

（王童博　陈应泰）

（四）放射治疗

205. 放疗是什么?

　　放疗，即放射治疗，是利用放射源设备产生的高能量射线（α、β、γ射线，X射线，电子线，质子束及其他粒子束等）照射并杀伤局部肿瘤组织，抑制肿瘤的生长及转移。但射线杀伤

更多养胃护胃知识 尽在胃宝

扫码下载"胃宝"APP

癌变组织时并不能辨别细胞的好坏，对正常组织也会产生一定程度损伤和不良反应，如过敏、溃疡，甚至骨髓抑制等。目前，多项临床研究表明部分局部进展期胃癌患者能从放射治疗中获益，并用于胃癌的临床治疗中。

（赵璐璐　陈应泰）

206。放疗有哪些不良反应？

放疗是利用电离辐射治疗肿瘤的一种方法。足够高的放射剂量可以有效地破坏、消灭肿瘤细胞，但同时也损害正常细胞，导致放疗不良反应的出现。常见的放疗反应有：①全身反应：表现为失眠疲乏、食欲下降、恶心呕吐，其反应程度与照射剂量大小、照射体积和照射部位有关，也与患者基础情况和个体耐受有关；②局部反应：表现为照射区域内的皮肤、黏膜或小血管发生的急性反应；③放射性损伤：指辐射引起组织器官不可逆性的永久性损伤，如反射性溃疡、骨坏死等。

（牛鹏辉　陈应泰）

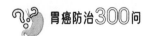
（五）靶向治疗和免疫治疗

207. 靶向治疗是什么？

靶向治疗的基本原理是根据肿瘤所致的基因突变选择相应的药物，待药物进入体内后结合到肿瘤细胞，特异性杀死肿瘤组织。目前应用于胃癌的靶向药物包括：①抗 HER-2 单克隆抗体：曲妥珠单抗、帕妥珠单抗；②抗 EGFR 单克隆抗体：西妥昔单抗、帕尼单抗；③血管内皮生长因子受体信号通路相关：雷莫芦单抗（抗 VEGFR2）、贝伐珠单抗（抗 VEGF）、阿帕替尼（VEGFR-2 的酪氨酸激酶抑制剂）等。靶向药物虽然好，但并不是所有人都有效，因为并不是所有人都存在相同的基因突变。在胃癌的临床治疗中，应进行全面的基因检测，并在医生的指导下选择合适的靶向治疗药物。

正常抗癌剂
地毯式轰炸

靶向治疗
定向式攻击

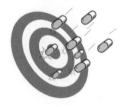
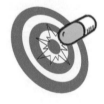

（赵璐璐　陈应泰）

胃宝，关爱每一个胃

扫码下载"胃宝"APP

208. 靶向治疗没有不良反应吗？

靶向治疗能选择性地杀伤肿瘤细胞，减少对正常组织的损伤。与传统化疗相比，靶向治疗的毒性一般较小，但并不是没有不良反应，常见的不良反应包括：①心血管毒性，主要表现为血压异常升高；②腹痛、腹泻等胃肠道症状；③血象异常，包括白细胞、血小板降低，甚至出现贫血；④手足综合征，主要表现为手掌和足底感觉迟钝或刺痛感，皮肤出现红斑、肿胀，脱屑甚至硬结等；⑤其他不良反应，包括甲状腺功能减退、乏力等。

（牛鹏辉　陈应泰）

209. 免疫治疗是什么？

免疫治疗是在人体自然免疫系统的基础上，给机体补充足够量的免疫细胞和免疫相关物质，进而激发机体的抗肿瘤免疫反应，最终达到对抗肿瘤生长和转移的目的。

近年来，大量数据表明肺癌、乳腺癌等多种肿瘤在免疫治疗中取得了显著的生存优势。有研究表明免疫药物 PD-1 抗体（纳武利尤单抗）可改善晚期胃癌患者的长期生存，被批准用于晚期胃癌的三线治疗。

（赵璐璐　陈应泰）

胃宝——大医生为您答疑解惑

扫码下载"胃宝"APP

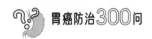

210. 免疫治疗会出现免疫不良反应吗？

免疫治疗是把双刃剑，调节机体免疫系统杀伤肿瘤细胞的同时也有一定的概率攻击人体正常的组织和细胞，这种不良反应统称为免疫相关毒副作用。一方面，由于具有广谱性的特点，免疫相关毒副作用可以累及机体所有的器官和组织，其中最常见的累及部位是皮肤，主要表现为皮肤瘙痒、红斑、丘疹等，其他常见不良反应包括肠炎、肝炎、肺炎及神经系统毒性反应等；另一方面，免疫相关毒副作用还具有高频性和滞后性，因此在接受免疫治疗过程中，患者应及时与医生进行沟通，出现毒副反应积极处理，从而更好地保障免疫治疗的安全性。

（牛鹏辉　陈应泰）

211. 靶向治疗可以替代放化疗吗？

靶向治疗并不能完全代替放化疗。与化疗药物相比，靶向治疗药物的选择性更强、毒性反应程度较轻，尤其对于体质较差而不能耐受化疗药物的患者可也考虑使用。在依据相关基因或靶点选择的人群中，靶向治疗有望取得比化疗更好的疗效。但靶向药物也有相应缺点：价格贵、耐药性较强、获益人群局限，尚不能完全替代放化疗。

（赵璐璐　陈应泰）

胃宝为每位胃病患者量身定制个性化食谱

扫码下载"胃宝"APP

（六）术后辅助治疗模式

212。胃癌术后还需要放化疗吗？

很多人认为胃癌患者做了根治性手术后就是大功告成，并不需要再进行任何进一步的治疗了。其实不然，我们还是需要根据患者术后的病理分期来决定术后的治疗策略。如果是早期胃癌并且没有淋巴结转移的患者，那么手术以后确实不需要再进行放疗或者化疗，只需要按照医生的指导定期进行复查即可。但对于局部进展期胃癌患者，即使经历了根治性手术切除，由于肿瘤在腹腔局部已经发生了淋巴结的转移或突破胃壁浆膜形成播散，为了杀灭可能残留在肿瘤床、腹膜、腹腔淋巴结等处的癌细胞，手术后还是需要做术后的辅助化疗或者放化疗，才能最大程度的清除体内的肿瘤细胞，预防手术后的复发。

（王童博　陈应泰）

213。胃癌手术成功，也完成了辅助治疗，还会复发吗？

胃癌患者接受手术且完成辅助治疗，仍有概率出现复发。即使经过成功的手术治疗和辅助治疗，患者体内也有一定概率出现

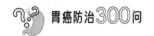

残存的癌细胞。这些癌细胞可以通过局部传播到周围组织，通过淋巴系统或血液传播到身体的其他区域，一段时间后造成肿瘤的复发和转移。

因此，即使是胃癌术后完成辅助治疗的患者，也应警惕胃癌的复发和转移。遵从医嘱定期复查，平衡饮食，适量运动，保持良好心态，可以较好地帮助患者预防胃癌复发。

（牛鹏辉　陈应泰）

214. 胃癌术后，什么时间开始做化疗？

一般在术后 1 个月左右开始化疗。胃癌的手术创伤相对较大，患者术后需要一定的时间恢复，如果身体未恢复便开始化疗容易导致患者难以耐受化疗，从而不能完成完整的治疗计划，影响治疗效果。而如果术后过久再进行化疗，容易影响治疗效果，致使肿瘤更容易出现复发。一般患者需要 1 个月左右恢复到相对平稳的身体状态即可开始化疗，而有些患者体质弱，恢复慢或因术后并发症尚未恢复，化疗开始的时间可能需要往后延迟。

（周　红　赵东兵）

更多胃病科普知识 尽在胃宝
扫码下载"胃宝"APP

（七）术前新辅助治疗模式

215. 新辅助治疗是什么？

　　新辅助治疗即术前治疗，主要用于实体肿瘤的综合治疗。传统的辅助治疗是在手术后进行，即手术＋化疗／放疗，目的是为了清除术后残留的肿瘤组织、防止复发。而新辅助治疗是手术前先进行治疗，即化疗／放疗＋手术＋化疗／放疗，目的是为了缩小肿瘤病灶、降低肿瘤分期、清除肿瘤的微小转移灶，更好地进行胃癌根治性手术。这不同于传统辅助治疗，所以称为新辅助治疗。

　　2006 年，MAGIC 研究成为胃癌新辅助化疗的里程碑试验，新辅助化疗明显改善了胃癌患者的长期生存。目前，新辅助治疗已被广泛用于局部进展期胃癌的临床治疗。

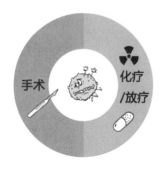

传统辅助治疗

手术　化疗／放疗

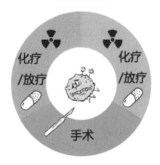

新辅助治疗

化疗／放疗　化疗／放疗　手术

（赵璐璐　陈应泰）

胃宝——您身边的胃管家

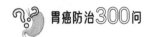

216. 为什么有些胃癌患者手术之前要先做放疗 / 化疗？

术前放疗 / 化疗又称为新辅助治疗。有些患者在确诊肿瘤的时候分期较晚，需要先进行术前放化疗。术前治疗的目的在于缩小肿瘤病灶、降低肿瘤分期、清除肿瘤的微小转移灶，以便后期能更好地进行手术，提高胃癌根治性切除率，降低肿瘤复发的可能性。同时新辅助治疗还可以评估使用化疗药物的敏感性，从而为术后药物的选择提供指导经验。

（赵璐璐　陈应泰）

217. 哪些患者不适合做新辅助治疗？

虽然新辅助治疗为胃癌根治性手术创造了可能性，但并不是所有的患者都适合做新辅助化疗。不适合做胃癌新辅助化疗的人群包括：①肿瘤分期较早，可以直接在内镜下切除或手术切除，不需要做术前治疗；②存在严重血液系统疾病的患者，如严重贫血、血小板减少等；③存在严重感染的患者；④肝、肾功能严重异常的患者；⑤年老体衰且伴有严重心、肺器质性病变等预期无法耐受化疗者；⑥胃癌患者已出现穿孔、幽门梗阻、消化道出血

更多养胃护胃知识 尽在胃宝

扫码下载"胃宝"APP

等并发症；⑦既往化疗药物过敏的患者；⑧特殊人群，如妊娠期妇女、无法配合的精神病患者等。

（赵璐璐 陈应泰）

218. 胃癌新辅助治疗有哪些方法？

（1）新辅助化疗：是目前首选的新辅助治疗方案，主要包括SOX方案、XELOL方案、FOLFOX方案等。

（2）新辅助放化疗：尽管放疗在国内胃癌的治疗中存在一定争议，但有研究报道，术前放化疗联合效果优于单纯术前化疗结果。

（3）新辅助化疗联合靶向药物，如赫赛汀、曲妥珠单抗等。

（4）新辅助化疗联合免疫治疗：目前，新辅助化疗联合免疫药物（如PD-1单抗等）的临床试验不断开展，有望用于临床治疗。

尽管新辅助治疗方案较多，但实际选择还需要结合患者实际情况进行评估。

（赵璐璐 陈应泰）

219. 新辅助治疗后多久可以做手术？

目前，胃癌新辅助治疗完成与手术之间最佳间隔时间尚无定

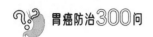

论，但大多数中心一般选择在新辅助治疗结束后一个月左右进行手术治疗。这是因为需要一定的时间让放化疗的不良反应逐渐消退，患者身体逐渐恢复后再进行手术，否则可能会增加手术风险。

（周　红　赵东兵）

220. 新辅助治疗会延误手术时机吗？

目前，新辅助治疗已经成为胃癌综合治疗的重要组成部分。绝大多数胃癌患者在新辅助治疗后会出现肿瘤病灶的不同程度的缩小，甚至有少部分患者会实现病理完全缓解，即治疗后病理检查找不到肿瘤细胞，为胃癌根治性手术的实施创造了机会。当然，也有少数患者在新辅助治疗过程中出现肿瘤进展，表现为癌灶的增大或转移，这时需要及时调整治疗方案，并在医生的指导下选择手术治疗或更换新辅助治疗方案。综上所述，对于绝大多数患者而言，新辅助治疗并不会延误手术时机。

（赵璐璐　陈应泰）

221. 如何评价新辅助治疗疗效？

影像学是评价新辅助治疗疗效的主要手段，包括 CT、MRI、内镜、超声等检查方法。根据肿瘤影像学的变化，新辅助治疗效果依次是：完全缓解、部分缓解、疾病稳定和疾病进展。其中，完全缓解治疗效果最好，表现为肿瘤病灶已经全部消失，为手术治疗创造了良好的机会。疾病进展为新辅助治疗效果最差，表现为肿瘤长大或出现新病灶，需要及时更换新辅助治疗方案。同时，肿瘤标志物的升降情况也是新辅助治疗的评价手段之一。

（赵璐璐　陈应泰）

（八）姑息治疗

222. 晚期胃癌怎么治疗？

胃癌患者如果出现了常规根治性手术切除区域以外的转移（腹膜后淋巴结、肝脏、肺、脑、腹膜等），临床上即称之为晚期胃癌或Ⅳ期胃癌。不同于早、中期患者，晚期胃癌无法通过手术进行根治性治疗，因此如何延缓肿瘤进展、延长患者生存和提高患者的生存质量就成了晚期胃癌的治疗重点。

目前针对晚期胃癌的治疗，以全身联合化疗、靶向治疗、最佳支持治疗为主，但疗效不佳，总体上晚期胃癌患者的整体生存仍只有 12 个月左右。近年来逐渐兴起的免疫治疗，在胃癌上的应用也还在探索阶段。因此，在目前的临床实践中，改善晚期胃癌患者的治疗现状仍是医学界亟待解决的难点。

（王童博　陈应泰）

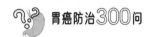

223. 胃癌的转化治疗是什么？

通常情况下，晚期肿瘤的患者并没有根治性手术治疗的机会。但事情也并非绝对，在经历全身治疗的晚期胃癌患者中，有少部分患者因治疗效果非常好，达到了肿瘤的降期，即初始无法切除或不可切除的肿瘤，在全身治疗后获得了可以进行根治性手术的机会，从而通过外科手术达到了根治性切除的目的，这种治疗模式在临床上称为晚期胃癌的转化治疗。而国家癌症中心的一项研究显示，晚期胃癌患者若能完成转化治疗，其5年生存率可以达到52%。虽然转化治疗的概率很小，但这也不失为晚期胃癌患者的希望。

（王童博　陈应泰）

224. 晚期胃癌会痛吗？

癌痛是晚期癌症最常见的症状，但是并非每一位晚期胃癌患者都会出现癌痛。晚期胃癌癌痛主要有三方面的原因：第一，肿瘤本身生长导致的疼痛。胃肿瘤的生长可使内脏包膜紧张牵拉，同时由于肿瘤侵犯到周围脏器神经可引起癌痛；第二，因为转移而引起的疼痛。主要包括内脏转移后包膜牵拉引起疼痛、骨转移后的慢性疼痛及因骨转移而发生骨折后的急性疼痛、腹腔内转移而引起肠梗阻表现后的疼痛等；第三，肿瘤治疗过程中产生其他

胃宝为每位胃病患者量身定制个性化食谱

扫码下载"胃宝"APP

并发症引起疼痛。晚期胃癌在放化疗过程中可发生口腔黏膜炎、放化疗相关性神经病变、放疗性肠炎等并发症从而引起疼痛。

（张晓杰　郭春光）

225. 癌症的"三阶梯"止痛原则是什么？

缓解癌痛的原则是医生首先根据癌痛的强弱将其划分为轻、中、重三个等级，针对不同等级的疼痛使用相应等级的止痛药物，即癌症的"三阶梯"止痛原则。第一阶梯是轻型疼痛，此时可以选择阿司匹林、对乙酰氨基酚等成瘾性较小的药物来进行控制；第二阶梯是中型疼痛，此时可以选择布桂嗪、曲马多等具有中度成瘾性的药物；第三阶梯是重型疼痛，此时可以选择最高级的镇痛药物，如吗啡等。采用"三阶梯"的止痛原则不仅能最大限度减少药物不良反应，还能对癌痛进行有效控制。

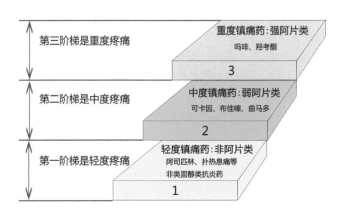

第三阶梯是重度疼痛	重度镇痛药：强阿片类　吗啡、羟考酮　3
第二阶梯是中度疼痛	中度镇痛药：弱阿片类　可卡因、布佳嗪、曲马多　2
第一阶梯是轻度疼痛	轻度镇痛药：非阿片类　阿司匹林、扑热息痛等非类固醇类抗炎药　1

（张晓杰　郭春光）

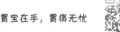

胃宝在手，胃病无忧

扫码下载"胃宝"APP

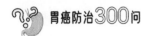

226. 晚期胃癌如何选择止痛药物?

对于晚期胃癌的癌痛其止痛药物的选择同样具有一定的原则:①遵循"三阶梯"的止痛原则;根据疼痛的程度针对性地选择不同强度的止痛药;②首选口服药物,当口服药物控制效果不佳时可以选择肌肉注射药物及静脉使用药物;③个体化选择;根据疼痛的性质、加重缓解因素、既往及现在的治疗方法、合并疾病等情况个体化选择止痛药物;④注意药物之间的联合使用及配伍禁忌。

(张晓杰 郭春光)

227. 晚期胃癌何时开始止痛治疗?

对于晚期胃癌的癌痛采取尽早、按需的止痛治疗,充分、

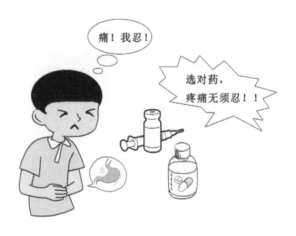

更多胃病科普知识 尽在胃宝

扫码下载"胃宝"APP

持续、有效的消除癌痛。当然在治疗过程中最重要的是评估患者疼痛程度从而根据"三阶梯"的止痛原则进行治疗。这不仅可以减少患者身体疼痛，同时也有助于减轻患者因癌痛带来的心理负担。另外，早期良好的癌痛控制也可以预防一些难治性疼痛的发生。

（张晓杰　郭春光）

228。止痛药物是疼了再吃还是定时吃？

对于癌痛的治疗，止痛药必须规律服用。"疼了便吃，不疼不吃"，这种服药方式很容易产生疼痛的反复发作。因为止痛药发挥作用需要血液中药物浓度达到一定的水平，规律的服药可以使得血液中药物浓度维持在一个相对稳定的水平，因而更容易控制癌痛。

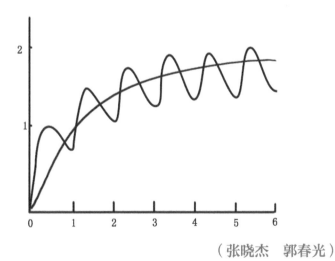

（张晓杰　郭春光）

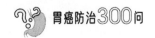

229. 止痛药物引起便秘怎么办？

便秘是癌痛患者使用阿片类止疼药物的常见不良反应，其发生率可超过 60%。这类药物主要用于癌痛的第二阶梯和第三阶梯镇痛治疗。如果已经发生了便秘，则首先药评估便秘的程度，对于轻度的可以首先在饮食上做出调整，多饮水，多吃纤维成分高的食物，适当使用泻药。如果使用常规泻药效果不佳则可以考虑更改泻药种类或增加泻药剂量，甚至灌肠。严重的便秘通便治疗效果不好时可以考虑联合不同类型通便药物、减小止疼药物的剂量甚至更换止疼药物。更甚者，采用以上方法效果不明显时可以在医生指导下采用阿片类受体拮抗剂等药物治疗。

（张晓杰　郭春光）

230. 如何评价患者疼痛等级？

疼痛是癌症患者常见症状之一，尤其以晚期癌症患者更为显著。临床上常用的疼痛评价方法有描述性疼痛量（VRS）、疼痛数字评分法（NRS）、面部表情疼痛评分量表（FPS–R）等。以NRS 疼痛评分标准为例，其评价方法是用 0 ~ 10 代表不同程度的疼痛，0 为无痛，10 为剧痛，询问患者疼痛的严重程度，或让患者自己圈出一个最能代表自身疼痛程度的数字。疼痛程度分级

更多养胃护胃知识 尽在胃宝

扫码下载"胃宝"APP

标准为 0 为无痛；1 ～ 3 为轻度疼痛，睡眠不受影响；4 ～ 6 为中度疼痛，睡眠受影响；7 ～ 10 为重度疼痛，严重影响睡眠。

（王童博　陈应泰）

231。胃转流手术是什么？

胃转流手术是指改变原来食物流经胃的途径，如图所示，手术将正常的胃分为上下两个部分，上半部分胃直接与小肠进行连接。进食后，食物经过上半部分胃后直接进入小肠，下半部分胃分泌胃酸等消化液从十二指肠流向小肠，在小肠内食物与消化液混合，进行消化吸收。这个手术最初是用来帮助肥胖患者进行减肥使用的，后来发现它对于治疗 2 型糖尿病具有非常良好的效果，目前是治疗 2 型糖尿病的重要方法之一。

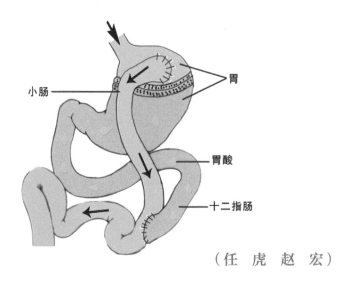

（任　虎　赵　宏）

胃宝——胃病患者的家园

扫码下载"胃宝"APP

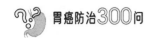

232. 胃癌短路手术是什么？

胃癌短路手术是指不切除肿瘤，在肿瘤的上方行胃空肠吻合术或食管空肠吻合术。它是治疗胃癌的一种姑息性手术方式。胃癌短路手术适用于存在非治愈因素（如已有不能切除的肝转移或腹膜转移等），并出现肿瘤梗阻症状的患者。胃窦部癌合并幽门梗阻的患者，可行胃空肠吻合术；胃贲门癌伴有梗阻的患者可行食管空肠吻合术。手术后，食物可以避开肿瘤梗阻部位，通过肿瘤上方的吻合口进入小肠进行消化吸收，从而减轻肿瘤梗阻带来的痛苦，提高患者的生活质量。

（任 虎 赵 宏）

（九）中医治疗

233. 中医治胃癌管用吗？

以手术为主导的、包括放化疗及靶向免疫治疗在内的综合治疗方式是目前最广为患者接受的治疗模式，而中医理论博大精

胃宝，关爱每一个胃

扫码下载"胃宝"APP

深，经过了几千年的历史沉淀具有不可替代的作用。中西医结合治疗也是我国肿瘤治疗的基本特征，并得到广泛认可。中医药作为胃癌辅助治疗手段在减少放化疗毒副作用方面的价值已经被多数亚洲地区所接受。另外，中医治疗可能在提高身体免疫力、改善生活质量方面具有一定的疗效。总体来讲，中医与西医在治疗肿瘤中各有所长，而中西医结合的治疗模式目的也在于最大化取长补短，从而达到最好的治疗效果。

（张晓杰　郭春光）

234. 中医治疗胃癌会有不良反应吗？

中医治疗胃癌的方式主要以中药为主，所谓"是药三分毒"，正是对于药物不良反应的最好说明。中药在我国有几千年的应用历史，其安全性是经过历史验证的。随着中医药的快速推广及认可，中药不良反应的病例报道也快速上升，但是药物不良反应的产生也会因人而异。由于中药复方成分复杂，在应用过程中缺乏足够的规范性，同时缺乏深入的安全性研究，因而在使用中医治疗胃癌的过程中也需要不断监测可能出现的不良反应。

（张晓杰　郭春光）

胃宝——大医生为您答疑解惑

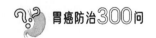

（十）其他

235. 临床研究是什么？

临床研究是以健康人或患者为研究对象，针对疾病的预防、病因、诊断、治疗和预后进行探索的科学活动，包括观察性临床研究和试验性临床研究。其中，试验性临床研究又称为临床试验，一般分为四期。Ⅰ期临床试验为试验药物的安全性检验；Ⅱ期临床试验为一种或几种肿瘤治疗效果的检验；Ⅲ期临床试验纳入人群数明显增多，将试验用药或试验方法与当前认可的治疗药物或方法用于治疗同一种肿瘤，比较其临床效果；Ⅳ期临床试验为新药上市广泛使用后进行的研究，用于考察上市药物的不良反应和效果等。

（赵璐璐　陈应泰）

236. PICC 和输液港是什么？

PICC 和输液港都是为了长期输液而建立的静脉通道，常用于肿瘤化疗的患者。PICC 是经外周静脉的中心静脉置管，一般是通过手臂上

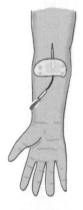

胃宝为每位胃病患者量身定制个性化食谱

扫码下载"胃宝"APP

的静脉如肘部的静脉，经导丝引导，将导管的末端留置在上腔静脉，在手臂肘部会有输液端用肝素盐水封管防止血液凝固堵塞管道，需要每周冲管护理。输液港是完全植入人体的封闭式的输液装置，输液端一般是埋在前胸皮下的，而导管末端也同样在上腔静脉，输液时将蝶形针穿入输液港即可，可以长期使用。

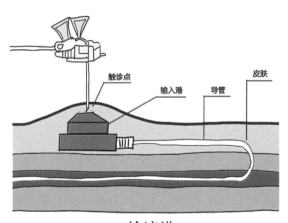

输液港

（周　红　赵东兵）

237. PICC 和输液港各有哪些优缺点？

PICC 优点：植入费用较低，大约需要 2000～3000 元，植入和取出的创伤较小，可用数月至 1 年，满足绝大部分患者的化疗需要。PICC 缺点：每周需要维护，每次维护费用 50～80 元，存在一定的血栓形成和感染的风险，位于皮肤表面，有可能有敷贴

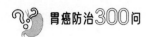

过敏，对手臂的活动及日常的生活有一定影响。

输液港优点：对外形、日常活动和生活影响小，可以留置更长时间，血栓和感染风险较低。输液港缺点：费用昂贵，安装需要 6000 ~ 8000 元，每 4 周维护一次，每次费用约 200 元，而且植入和取出都有较大创伤，存在导管移位、脱落等风险。

（周　红　赵东兵）

更多胃病科普知识 尽在胃宝

扫码下载"胃宝"APP

十一

胃癌预后

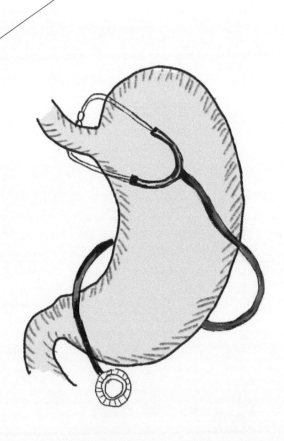

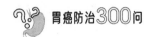

238. 胃癌的预后是什么？

　　胃癌的预后是指根据胃癌的临床病理特征推测的治疗有效率和生存时间，可用病死率、5年生存率等指标表示。胃癌的预后和胃癌患者的临床分期、病理分型、身体状况、年龄、治疗方式等密切相关；如病期早、高分化、一般情况良好的患者5年生存率高，又称预后良好。

（赵璐璐　陈应泰）

239. 影响胃癌预后的因素有哪些？

　　影响胃癌预后的因素很多，主要包括：①临床或病理分期，分期越晚预后越差；②胃癌的病理类型，未分化癌、印戒细胞癌、硬癌等预后较差，腺癌预后较好；③淋巴结转移；④治疗方式，是否手术或化疗明显影响胃癌患者的生存情况；⑤其他因素，包括年龄、胃癌位置（贲门、胃体、幽门）、性别等。

（赵璐璐　陈应泰）

胃宝——您身边的胃管家

扫码下载"胃宝"APP

240. 胃癌的长期生存率是多少?

不同分期的胃癌患者长期生存率相差较大,早期胃癌患者5年总生存高达90%左右,预后非常好。但与日本等国家相比,国内胃癌筛查体系并不完善,早期胃癌筛查率较低,且大部分早期胃癌患者症状不明显,70%以上的中国胃癌患者确诊时被诊断为局部进展期或晚期,5年生存率在20%~50%,所以尽量做到早期发现、早期治疗。

(赵璐璐　陈应泰)

十二

胃癌术后注意事项

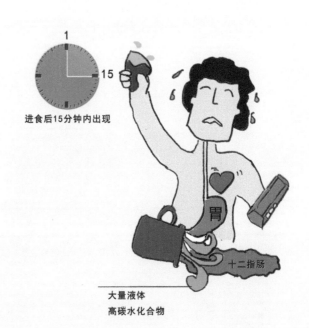

1

15

进食后15分钟内出现

胃

十二指肠

大量液体
高碳水化合物

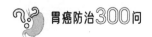

（一）围手术期注意事项

241. 胃癌手术后为什么要插胃管？

　　胃管对于胃癌手术患者的康复起着至关重要的作用。首先，在手术后的 24 ~ 48 h，胃管的主要作用是监测消化道内吻合口是否有出血的情况。其次，在胃癌手术中胃管一般放置在胃肠或食管空肠吻合口的下方，可以有效地对吻合口附近消化道的内容物进行充分引流，缓解吻合口处的张力，促进吻合口愈合，降低吻合口漏的风险。假如发生吻合口漏，胃管的存在也能对胃内不断分泌的胃液充分引流，避免其流入腹腔引发腹膜炎症，并保持吻合口处的清洁进而促进漏口处的愈合，加快患者的康复过程。胃管常规在患者恢复排气、胃肠道功能后就会在主治医生的指示下拔除。近年来兴起的快速康复外科也主张早期拔除胃管，加速患者康复，但这需要在专业的医生指导下才能进行。

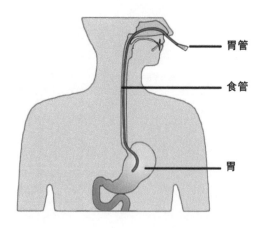

（王童博　陈应泰）

胃宝——胃病患者的家园

扫码下载"胃宝"APP

242. 胃癌手术后为什么要咳痰？

肺部感染是胃癌手术术后常见的并发症之一，而有效的咳痰是预防术后肺部感染最有效的手段。由于胃癌手术是在全身麻醉下进行的，在手术过程中患者的呼吸并不像平常通过呼吸肌主动带动肺部进行呼气和吸气，而是通过呼吸机被动进行。在这种情况下，肺部并不能得到完全的扩张因而会形成局部的肺不张，进而存在积痰，这正是细菌存在和生长的温床，如不及时咳出就会引发肺炎。而在术后，由于缺乏咽喉部的刺激，主动咳嗽往往不容易完成，并且由于腹部伤口的疼痛，患者的咳嗽往往只停留在清嗓的程度，并不能起到将积痰咳出的作用。而正确的咳痰方法是尽量取半卧位或坐位，护理人员双手压在腹部伤口两侧，患者利用腹部的力量咳嗽，使胸腔充分震动，将肺内的痰咳出。

（王童博　陈应泰）

243. 胃癌手术后，为什么医生总问有没有"通气"？

"通气"即"肛门排气"，也就是生活中俗称的"放屁"。在胃癌手术过程中会使用麻醉药品且牵拉胃肠组织，使肠道功能出现暂时麻痹，不能进行正常蠕动。在胃癌术后，医生经常问患者是否"通气"？如果术后已经"通气"，意味着患者胃肠道功能已基本恢复，蠕动、消化、排气等功能开始正常运行，通常可以开始饮水、流食或半流食。

（赵璐璐　陈应泰）

244. 胃癌术后伤口一般多久愈合？

胃癌手术的腹部伤口根据手术方式的不同，长度大概也有3种。其一是全腹腔镜胃癌根治术，除5个1 cm左右的操作孔外，会在腹部有1个将标本取出体外的切口，长度为3 ~ 4 cm。其二是腹腔镜辅助的胃癌根治术，伤口较全腹腔镜稍大，为8 ~ 10 cm。其三是开腹胃癌根治术，伤口长度为18 ~ 20 cm。腹部的伤口通常是在7 ~ 10天即可拆线。但由于某些肥胖患者皮下脂肪过厚，容易出现脂肪液化等切口并发症，则需要遵循医生的医嘱1 ~ 2天进行换药处理，愈合的时间会相应延长一些。

（王童博　陈应泰）

胃宝——大医生为您答疑解惑

扫码下载"胃宝"APP

245. 胃癌手术后住院期间怎么活动？

胃癌患者手术后的早期活动锻炼，不仅有助于胃肠道功能的快速恢复，还可以促进血液的回流，降低血栓的发生风险。一般在手术当天患者处于卧床状态，家属可以每隔 1 ~ 2 h 帮助患者对腿部进行按摩，加快下肢血液的回流。术后 1 ~ 2 天患者可以进行床上的上下肢活动，并在体力允许的情况下可在床边坐立。当可以进行床下活动时患者可在床边和病房内站立、走动。需要注意的是在活动时要保护好伤口及密切观察患者的生命体征和引流情况，不要勉强过度活动。每日运动量应该遵循医生的指导及患者的耐受程度。

（王童博　陈应泰）

246. 手术后多久能洗澡？

腹部伤口一般情况下在手术后 7 ~ 10 天即可拆线，由于拆线时线结处仍会存在小伤口，需要覆盖敷料 2 ~ 3 天。因此，在手术伤口拆线 3 天后，患者自行揭开敷料观察伤口愈合良好，即可冲澡，但也要注意不要过于用力搓拭伤口处，避免损伤。

（王童博　陈应泰）

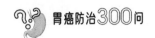

247. 胃癌手术后常见的并发症有哪些?

胃癌手术是腹部外科的大型手术,即使目前手术技术、围术期管理等水平都有了长足的进步,其仍然存在一定的风险,并且有 12% ~ 15% 的患者会出现围术期并发症。胃癌手术后常见的并发症一般分为两类。早期并发症:术后出血、吻合口漏、切口裂开、坠积性肺炎、泌尿系统感染、胸腹腔积液、胸腹腔感染、胃瘫(胃排空障碍)、肠梗阻、深静脉血栓等。远期并发症:吻合口狭窄、倾倒综合征、贫血及营养不良、反流性食管炎等。

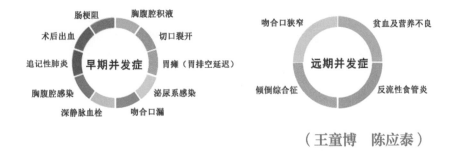

（王童博　陈应泰）

248. 胃瘫是什么?

胃瘫又称胃轻瘫或胃排空障碍,是胃癌根治手术后较为常见的围手术期并发症,其主要表现是胃排空延迟及胃动力紊乱。胃

胃宝在手,胃病无忧

扫码下载"胃宝"APP

瘫一般发生在患者改变饮食性质时，如禁食到流食、流食到半流食。患者多表现为恶心、呕吐、腹胀，胃管引流物多为绿色。胃瘫的出现不但会推迟患者逐步恢复饮食的进度，而且如果引流不畅还会引起吻合口漏的发生。

（王童博　陈应泰）

249. 为什么会出现胃瘫？

胃瘫发生的机制尚不明确，目前存在以下几种可能的因素。①胃肌肉的电起搏和传导信号被破坏：胃部的肌肉和我们的四肢肌肉不同，不能随着我们的意识控制而运动，与心脏肌肉类似，是通过起搏点的电信号产生和传导来控制蠕动的。而胃癌手术在切除肿瘤的同时也破坏了胃部的电信号传导，类似电线被破坏之后远端的机器无法得到信号而运动一样，胃部的肌肉无法得到电信号也就无法收缩，造成胃的排空延迟。②手术应激：胃癌根治手术在清扫胃周围的腹腔淋巴结时，不可避免地会破坏胃周围的迷走神经，刺激交感神经兴奋，造成胃的排空延迟。③腹腔内感染：胃手术后可能出现漏、渗出和感染，也可能会造成胃瘫的出现。④围术期麻醉和镇痛：手术及术后使用的麻醉药物及镇痛药物，也会对胃壁肌肉的收缩产生影响，进而造成胃的排空延迟。

（王童博　陈应泰）

更多胃病科普知识 尽在胃宝

扫码下载"胃宝"APP

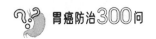

250. 胃癌术后出现了胃瘫怎么办?

手术后出现了胃瘫并不用紧张,第一,患者和家属都应该尽量避免焦虑的情绪,积极和医生进行沟通,保持积极乐观的心态,避免消极的情绪对胃肠道功能产生不利影响。第二,在这个时候由于患者胃排空障碍,每天分泌的大量胃液会寄存在胃内,患者会感觉腹胀甚至出现呕吐,因此要再次置入胃管进行胃肠减压,缓解吻合口处的压力。第三,在充分胃肠减压的同时,医生会对症应用促进胃肠动力的药物,给予全量的肠内、肠外营养保证患者的营养摄入。最后,结合中药、针灸等传统医学方法,大部分患者会在数周内恢复胃肠功能,逐步恢复饮食。

(王童博 陈应泰)

251. 吻合口漏是什么?

胃癌手术的过程中,医生会在胃切除后重新将消化道连接起来,这个连接处就是吻合口。而这个吻合口,就像我们修水管时的接口一样,如果没有愈合完全,就会出现漏水,导致消化

胃宝——您身边的胃管家

扫码下载"胃宝"APP

液从消化道经过漏口流入腹腔，引发炎症，这就是吻合口漏。随着近年来外科技术的发展，虽然手术水平、吻合器械及围术期营养支持都有了很大的进步，但吻合口漏的出现仍然无法完全避免。

（王童博　陈应泰）

252. 发生吻合口漏怎么办?

吻合口漏一旦发生，最重要的措施就是要进行通畅的引流和营养支持。第一，为了减少消化道内产生的消化液和食物残渣，患者需要禁食、禁水，并且需要置入胃管将消化液吸出体外。第二，手术当中放置的腹腔引流管不仅可以将漏出的消化液、腹腔感染的脓性积液等引出体外，还能够让医生实时监测腹腔内的状况。第三，要在医生的指导下进行肠外、肠内营养治疗，保证营养摄入，促进吻合口的愈合。

（王童博　陈应泰）

更多养胃护胃知识 尽在胃宝

扫码下载"胃宝"APP

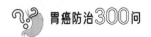

253. 输血为什么有可能感染传染病？

　　由于病毒窗口期的存在，输血有感染传染病的可能性。病毒窗口期是指病毒在血液内含量过少难以被检测到，但会随着输血途径进入人体血液循环，经过一系列分裂繁殖后导致血液污染甚至诱发人体产生感染性疾病，如艾滋病、乙肝、丙肝等。近年来，输血技术和检测手段取得了飞速发展，病毒检测的窗口期不断缩短，输血造成的感染性疾病的发生率已经降低至1/100万以下，临床用血还是相对安全的。

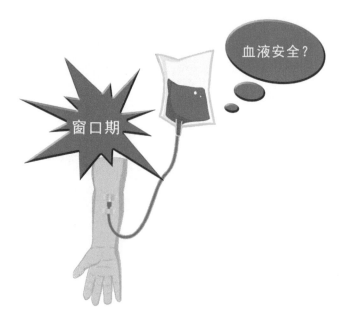

（牛鹏辉　陈应泰）

胃宝——胃病患者的家园

扫码下载"胃宝"APP

（二）术后饮食注意事项

254. 胃切除后每天应吃几顿饭？

胃癌患者手术后，部分或全部的胃被切除，消化道中就缺少了一个暂时容纳食物的场所，因此患者的饮食习惯也需要进行相应的调整。手术后患者一定要遵循少食多餐的原则，每天可进食6~8餐，每餐进食量也要相应减少，以次数的增加保证总的摄入量。

（王童博　陈应泰）

255. 胃切除后进食应该遵循什么原则？

胃切除手术后，患者应该逐渐调整自己的饮食习惯，做到"细嚼慢咽，少食多餐"，尽量食用软且容易消化的食物，避免生冷、辛辣、干硬的食物，减少对消化道黏膜的刺激。并且要减少每餐进食量，增加每日进食次数。

（王童博　陈应泰）

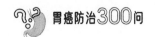

256. 胃切除后应该常吃哪些蔬菜？

胃切除后患者应少食多餐，根据机体需求和不同的胃肠道反应补充不同种类的蔬菜：①发生恶心、呕吐时，推荐食用藕、莲子及白菜；②机体出现贫血症状，宜吃荠菜、橄榄等；③为了增强机体免疫调节能力更好地抵抗胃癌，推荐进食山药、扁豆、茄子、芦笋等。此外，一些蔬菜，如菠菜、苋菜、蕹菜（空心菜）等，其所含的草酸会影响机体对钙的正常吸收，因此该类蔬菜烹调加工时需过一遍沸水去除草酸，从而避免钙的流失。

（牛鹏辉　陈应泰）

257. 胃切除后推荐吃哪些水果？

胃切除后推荐适量摄入部分新鲜水果，如① 香蕉：香蕉含有的膳食纤维可以促进肠胃蠕动，预防便秘。同时香蕉中丰富的钾元素可以缓解呕吐、腹泻后的电解质紊乱。② 猕猴桃：猕猴桃中含有丰富的维生素 C。作为一种抗氧化剂，维生素 C 可以阻断肠道内致癌物质亚硝胺的合成。③ 桃子：桃子含有丰富的果胶和有机酸，通过促进胃肠蠕动，可以增强食欲，改善便秘。

（牛鹏辉　陈应泰）

胃宝——大医生为您答疑解惑

扫码下载"胃宝"APP

258. 胃切除后可以吃杂粮吗？

　　杂粮泛指生育周期短，地域性强的小宗粮豆作物，如高粱、红豆、荞麦、甘薯等。胃切除后适当摄入部分杂粮有可能利于患者恢复，如① 小米：小米富含维生素 B_1 及镁元素，可以促进胃蠕动，增进食欲，改善消化不良等症状。② 红豆：红豆富含钾元素及铁元素，适量食用利于补血通便。③ 黑豆：黑豆所含的膳食纤维有助于胃肠蠕动。另一方面，黑豆中丰富的花青素具有较强的抗氧化及消除自由基的功能。

　　　　　　　　　　　　　　　　　　　（牛鹏辉　陈应泰）

259. 胃切除后应该吃什么肉？

　　胃切除后患者补充适量肉类利于机体更好恢复。可摄入的肉类如：① 鸡肉：鸡肉中蛋白质含量高，氨基酸种类多，容易被人体吸收利用。此外，鸡肉含有丰富的烟酸还有助于对抗腹泻。② 猪肚：除了丰富的蛋白质含量外，猪肚含有的硒元素可以保护胃黏膜，利于黏膜修复和预防溃疡的发生。③ 鱼肉：鲢鱼、草鱼、鲫鱼等鱼肉中含有足量的优质蛋白、烟酸和硒元素，适合术后患者食用。

　　　　　　　　　　　　　　　　　　　（牛鹏辉　陈应泰）

胃宝为每位胃病患者量身定制个性化食谱

扫码下载"胃宝"APP

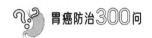

260. 胃切除后可以吃海鲜吗？

　　海鲜是指出产于海洋的动物性或植物性食材，主要包括鱼类、贝类、虾类、蟹类及藻类（海带、龙须菜等）。由于鱼、虾等海产品低脂且含有丰富的蛋白质和矿物质，部分海鲜尚有药用价值，胃切除患者恢复正常饮食后可以酌量食用海鲜补充营养，提高机体免疫和抗病能力。需要注意的是，海鲜中可能存在细菌及寄生虫卵，在食用前应保证海产品的新鲜卫生，避免生食。另外由于海产品含有丰富的钙元素，与水果、茶叶中的鞣酸结合会形成难溶物刺激胃肠道，因此吃完海鲜不宜立即补充水果、不宜饮茶。

（牛鹏辉　陈应泰）

（三）术后可能出现的不良反应

261. 胃癌手术后有时低血糖怎么办？

　　胃切除手术以后，消化道吸收功能降低，影响营养和能量的吸收，并且由于缺少了幽门对食物下行的控制导致食物过快进

胃宝在手，胃病无忧

扫码下载"胃宝"APP

入小肠，引起胰岛素的大量分泌，诱发低血糖的出现。因此，胃癌手术后的患者要在饮食结构和习惯上进行调整。首先，应该少食多餐，延长能量摄入的时长；其次，要选择低碳水化合物、高蛋白的食物；最后，应该在身边常备巧克力、糖等含糖量高的食物，在低血糖发生的时候及时补充。

（王童博　陈应泰）

262. 胃癌术后有时反酸、胃灼热（烧心）怎么办？

胃癌根治术后出现反酸、胃灼热（烧心）的症状是很常见的，尤其以近端胃或全胃切除术后的患者多见。这主要是因为缺少了贲门或幽门的限制作用，导致远端的消化液反流刺激食管或胃的黏膜从而引起症状。临床上一般根据反流液的性质将其分为两类：碱性反流性胃炎和反流性食管炎。前者多见于远端胃大部切除的患者，由于碱性的小肠液、胆汁、胰液反流入胃刺激产生症状。这种反流一般服用抑制胃酸药物没有效果，可服用胃黏膜保护、促进胃肠动力类的药物；后者多见于近端胃或全胃切除的患者，由于胃酸或碱性的小肠液、胆汁、胰液反流入食管刺激产生症状。这类反流主要通过饮食习惯调整，坚持少食多餐的进食规律，在进食后 1 小时尽量不要平卧，保持上身直立的姿势。症状严重者可以服用铝碳酸镁片等黏膜保护剂，近端胃切除患者还

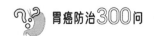

可以服用抑制胃酸分泌的药物。如果出现上述症状，患者应该咨询消化内科医生，以专业医生的意见作为最终的处置原则。

（王童博　陈应泰）

263. 胃癌手术后体重减轻正常吗？

胃癌手术后患者出现体重减轻是比较常见的现象，因为进行部分或全部胃切除后的患者，消化吸收能力短期内会大幅度降低，许多患者在手术后近期会表现出营养不良的情况，最明显的就是消瘦。因此，胃癌患者手术后应该定期进行专业的营养风险筛查评估，根据风险等级对应进行营养支持，多数患者在体重减轻一定程度后会保持在一个较为健康的体重。但如果出现了中度以上营养不良的情况，应该到医院进行详细的检查评估肿瘤情况，以及进行肠内、肠外等方式的营养支持治疗。

（王童博　陈应泰）

264. 胃癌手术后贫血怎么办？

胃癌手术后由于消化吸收能力降低，营养摄入不足，常常会

胃宝——您身边的胃管家

扫码下载"胃宝"APP

出现营养不良和贫血。并且手术如果切除了胃体部分，会影响叶酸的吸收，导致造血功能异常引起贫血。因此，在胃癌手术后如果出现贫血，应该及时到医院进行血常规、血清铁、铁蛋白、叶酸等化验检查，针对贫血的类型，对症补充缺乏的元素。

（王童博　陈应泰）

265. 胃癌术后经常腹泻怎么办？

因为胃切除和消化道重建会影响消化吸收功能，有部分患者术后出现腹泻，如果每天次数不多，可以观察，等到饮食过渡到基本正常，腹泻便会好转。如果每天腹泻次数多，对生活造成较大的影响，可以服用一些止泻药物，如蒙脱石散、洛哌丁胺等，但是注意不要长期服用，否则会导致大便干燥、便秘。还需要注意饮食，如果吃太油腻的食物胃肠道不好消化也容易导致腹泻。

（周　红　赵东兵）

266. 胃癌术后经常便秘怎么办？

胃癌术后便秘，可以尝试调整饮食和生活习惯，饮食方面

更多养胃护胃知识 尽在胃宝

扫码下载"胃宝"APP

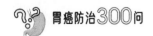

如多喝水、多吃香蕉等水果、吃容易消化的食物如稀粥，避免吃一些对胃肠刺激性大的食物等。生活习惯方面可以适当地运动锻炼，变换体位，轻轻按摩腹部，促进胃肠的蠕动。如果便秘较严重，以上方法仍不能缓解，需在医生指导下使用通便药物。

（周　红　赵东兵）

267. 胃癌术后为什么有时候会发生肠梗阻？

胃癌术后肠梗阻最常见原因是术后肠粘连，也可见于吻合口狭窄及肿瘤复发转移导致的梗阻。胃癌术后腹腔内有炎症容易出现炎症性肠粘连，加之部分患者活动量过小、进食难以消化的食物等，就可能导致粘连段出现梗阻，采用腹腔镜的手术方式及在腹腔术区留置防粘连材料可以减少肠粘连和梗阻的发生，患者本身也需要注意进食的食物种类和多活动。另外，手术重建消化道的吻合口形成瘢痕水肿，导致吻合口狭窄，食物通过困难出现梗阻。肿瘤的复发和转移也可能会导致肠道梗阻，需要详细检查来明确。出现梗阻的症状一般表现为腹胀、腹痛，严重者出现呕吐，停止排便、排气等，一旦怀疑肠梗阻需要停止进食进水，于医院就诊检查处理。

（周　红　赵东兵）

---

268. 胃癌术后经常感觉刀口麻木是怎么回事？

　　人体皮肤下覆盖着许多感觉神经，它们为我们传递触觉、温觉和痛觉等信息。尽管现在胃癌手术大部分都实现了微创治疗，但仍然会在腹部留有至少 4 ～ 5 cm 的伤口。这个伤口的存在会影响周围的感觉神经，引起伤口周围麻木感。出现这种情况并不用担心，它并不会对生活造成很大的影响，只要等待感觉慢慢恢复即可。

（王童博　陈应泰）

269. 倾倒综合征是什么？

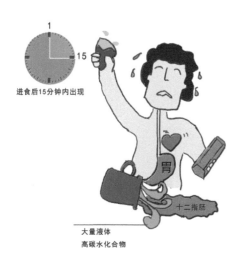

进食后15分钟内出现

大量液体
高碳水化合物

十二指肠

胃

　　倾倒综合征是胃术后常见的并发症，主要有早期及晚期两大类型。早期倾倒综合征通常发生在进食后 15 分钟内，由于在进食后食物快速排空进入肠道，进一步刺激会使得肠内大量体液积聚，从而引起胀痛、

胃宝，关爱每一个胃

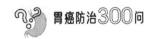

恶心、呕吐、腹泻等症状。另外，由于大量体液进入肠道，严重时可产生低血压、出汗、心慌、面色苍白、全身乏力，甚至晕厥等表现。通常早期倾倒综合征在2～3个月后可以自行好转。晚期倾倒综合征则主要是由于餐后高血糖从而使大量胰岛素释放，在餐后2～3小时患者出现低血糖的症状，包括乏力、出汗、头晕等表现。

（张晓杰　郭春光）

270. 发生倾倒综合征怎么办？

倾倒综合征通常有近期与远期两种表现。对于以近期表现为主的患者，如果症状轻，主要以饮食调整为主。进食需要少食多餐，并注意避免摄入高糖性流体食物，饮食以纤维成分高、蛋白成分高的食物混合食用为主。另外，进食后平卧休息对于减轻倾倒综合征的症状具有一定的好处。如果症状重，出现休克前的表现，则需要及时就医，补充体内液体量。对于以晚期表现为主的患者，主要在于少进食含糖量高的食物，避免短期摄入大量糖分，同时在发生症状后及时摄入糖分，从而纠正低血糖症状。

（张晓杰　郭春光）

271. 如何预防倾倒综合征？

预防倾倒综合征的发生主要在于调整饮食习惯。手术后坚持少食多餐的饮食规律，同时多进食易于消化的干性食物，避免高糖食物的短期摄入，在进食后平卧休息 10 ～ 20 分钟均是预防倾倒综合征的重要措施。对于可能出现的晚期倾倒综合征，既要避免高糖饮食，同时又要随身携带高糖食物，以便发生低血糖后及时纠正。

（张晓杰　郭春光）

（四）术后复查

272. 胃癌术后为什么要经常复查？

胃癌术后需要定期复查，这是因为胃癌是一种恶性度较高的肿瘤，术后可能出现复发转移，定期复查可以及时发现复发转移灶从而做出应对和治疗。此外，胃癌手术后可能存在一些短期或长期的并发症，如胃肠消化功能紊乱、腹痛、反酸等情况，定期复查胃镜和 CT 可以评估患者的恢复情况，并及时对症处理。

（周　红　赵东兵）

胃宝为每位胃病患者量身定制个性化食谱

扫码下载"胃宝"APP

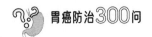

273. 胃癌术后多久复查一次?

根据第五版日本《胃癌治疗指南》中的建议，对于Ⅰ期胃癌，术后1个月复查第一次，此后3年内每半年复查一次，3年后到5年每年复查一次。对于Ⅱ－Ⅲ期胃癌，术后1个月复查第一次，此后2年内每3个月复查一次，2年后到5年每半年复查一次。当然，具体还需要结合每次复查的结果，如有特殊情况出现，复查频率也会相应做出改变，需要根据医生的评估来决定下次复查的时间。

（周　红　赵东兵）

274. 胃癌术后复查要查哪些项目?

胃癌术后复查的项目主要包括：胸腹盆腔增强CT检查（如果患者对造影剂过敏，可做平扫CT检查）、肿瘤标志物、血常规、生化。此外，通常情况下每年需进行一次胃镜检查。需要注意的是，如果出现特殊情况，需要及时调整复查策略，如CT检查提示有不确定的病灶时，可能需要加做核磁共振，出现骨痛需要加做骨扫描，甚至PET-CT等检查。

（周　红　赵东兵）

胃宝在手，胃病无忧

扫码下载"胃宝"APP

275. 胃癌手术用了吻合器、闭合器，将来还能做核磁共振吗？

现代的胃肠道手术基本已经普及了吻合器、闭合器，这些器材不仅提高了手术速度，还降低了吻合口并发症发生的概率。目前，吻合器、闭合器所应用的金属都是钛合金钉，并不影响做核磁。

（王童博　陈应泰）

276. 胃癌术后复查必须在做手术的医院吗？

复查不是必须在做手术的医院进行，但应当根据具体情况，结合当地医疗条件，遵照医嘱选择复查医院。

（周　红　赵东兵）

277. 胃癌复发转移常见部位有哪些？

胃癌常见复发转移部位有：①手术部位复发，包括吻合口、残胃等部位。②淋巴结转移，可见于腹腔内、腹膜后及锁骨上淋巴结等。③腹膜转移，出现腹腔及盆腔腹膜的转移时，患者往往

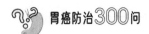
出现大量腹水。④远处脏器的转移，通过血行转移的途径发生，最常见于肝脏。

（周　红　赵东兵）

278。胃癌复发怎么办？

胃癌复发需要看具体复发的部位，如果仅是残胃或局部吻合口的复发，其他地方没有复发转移的话，有一部分患者有再次手术的机会，但是因为首次手术导致的腹腔粘连，使得手术难度较首次手术大大增加。如果是远处复发，如腹腔内广泛淋巴结复发转移、远处脏器复发转移等，就需要采用化疗、靶向治疗、放疗等综合治疗手段。

（周　红　赵东兵）

279。残胃癌是什么？

残胃癌是胃部分切除术后残留的胃发生的胃癌，多见于因胃

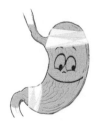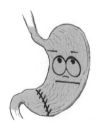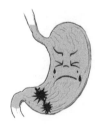

溃疡等良性病行胃大部切除术后，也可见于胃癌术后，多发生于术后 10 ~ 15 年。如果是胃癌的手术，为了区别复发，一般定义为术后 5 年甚至 10 年以上新发的胃癌。既往的胃手术史使得胃内的环境改变，特别是吻合口的炎症水肿，加上肠液反流，更容易促使胃癌的发生。

（周　红　赵东兵）

（五）其他注意事项

280. 做完胃癌手术后，患者可以坐飞机吗？

做完胃癌手术患者恢复顺利出院后，是可以乘坐飞机的。乘坐飞机是轻微的气压变化并不会对腹部手术的切口、吻合口产生影响。因此，可以在体力允许、伤口愈合的情况下乘坐飞机。

（王童博　陈应泰）

281. 胃癌手术出院 1 个月内，患者注意事项有哪些？

肿瘤的治疗是一个与肿瘤长期抗争的过程，而手术出院 1 个月则是踏上征程的开始，刚脱离医院的环境返回家中，患者和家

更多养胃护胃知识 尽在胃宝

扫码下载"胃宝"APP

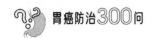

属需要注意的主要问题包括：第一，需要注意患者的饮食，一般出院时主治医生会发给家属出院后的饮食指导，简单来说就是要注意细嚼慢咽，少食多餐，多食高蛋白食物，忌食生冷、辛辣食物等。而需要特别注意的是患者进食的量、食物的性质要循序渐进，切勿心急冒进。第二，需要注意患者每日的排便，腹部手术后是有一定概率发生粘连性肠梗阻的，这就要求患者和家属注意是否存在腹胀、腹痛，关注排便情况，如果有所异常要及时到医院就诊。第三，出院后 1 周内要密切关注患者的体温，有非常少数的患者可能会出现出院后迟发的腹腔感染情况。因此，需要在出院 1 周内定时监测体温，如有异常要及时联系医生，到医院就诊检查。第四，患者出院后就开始了恢复修养的过程，心理因素的调节也是必不可少的。家属和患者应该积极调整心态，保持积极乐观的情绪，这样才能赢得这场与癌症的斗争。

（王童博　陈应泰）

282。胃癌手术后该怎么锻炼？

胃癌术后适当的运动对于术后胃肠道蠕动功能的恢复、增进食欲、改善睡眠质量、提升心肺功能和免疫力都是很有帮助的。术后 1 个月内尽量以缓慢的中短距离行走和日常活动为主，避免较长时间及距离的行走以免劳累。术后 1 个月，可在饭后适当散步，根据自己的体力情况，逐渐增加运动量，体力增强后活动类型可由散步逐渐向快走、慢跑、游泳等有氧运动过度，以及参与一些不太剧烈的球类运动，尽量避免过于剧烈的运动。

（周　红　赵东兵）

283. 疲劳会增加胃癌复发的风险吗？

胃癌康复后的患者适当的工作和体育锻炼是有利于身心健康的，但一定要避免过度疲劳。这是因为身体过度疲劳，会让人体免疫力下降，而免疫系统的作用就是监测体内环境，消灭发生突变的细胞，如果免疫系统作用减弱，那么癌细胞就更有可能逃过免疫系统的监视和清除，从而导致肿瘤复发的风险增加。因此，术后应尽量避免长期过度疲劳，根据自己的体力情况进行强度相符的体力活动。

（周　红　赵东兵）

284. 胃癌康复后还能工作吗？

恢复工作能力是癌症治疗康复的重要部分，因此胃癌患者康复后在身体条件允许的情况下主张从事一些非重体力劳动的工作，积极重返社会对患者的心理、身体健康都有一定的帮助。但要注意工作的强度不宜过大，避免压力，坚持健康的生活、饮食习惯，并按时定期到医院进行复查。

（王童博　陈应泰）

285. 胃癌康复后还能怀孕吗?

需要具体情况具体分析。如早期胃癌且无淋巴结转移，术后未进行化疗的患者，治愈率可达95%以上，康复后可以考虑怀孕。而对于进展期胃癌或术后进行过化疗的情况，首先是需要考虑胃癌存在复发转移的可能，会影响母亲怀孕，其次是需要考虑

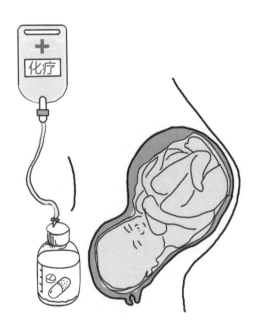

胃宝——大医生为您答疑解惑

扫码下载"胃宝"APP

手术或化疗相关的不良反应对婴儿可能产生的潜在影响，需要咨询肿瘤科和妇产科医生共同商量决定。

（周 红 赵东兵）

286. 国外胃癌治疗效果比中国好吗？

随着国内经济和医疗卫生事业的发展，我国胃癌的治疗水平也有了显著的提高，数据显示近20年间我国胃癌患者5年生存率提高了20%以上。根据权威医学杂志 *Lancet* 最新发布的全球癌症生存趋势数据，我国胃癌患者整体5年生存率为35.9%，与欧美等发达国家相当，位于世界前列。我国是胃癌发病大国，胃癌是严重威胁我国人民健康的三大恶性肿瘤之一，发病人群基数大，因此胃癌也是我国癌症防控的重点方向。由此可见，胃癌患者在国内也能获得世界一流的治疗。

（王童博 陈应泰）

287. 进口药物比国产药物好吗？

随着我国药物研发投入的增加，国产药物在癌症治疗上也逐渐

胃宝为每位胃病患者量身定制个性化食谱

发挥着重要的作用。国内多项研究表明，许多同类国产药物与进口原研药物相比，其毒性反应与疗效并无明显差别。并且近年来，我国自主研发生产的靶向治疗、免疫治疗药物也已经逐步进入市场。由于外国公司高昂的研发费用、进口关税等原因，相比于国产药物，进口药物往往价格很高，并且绝大多数未进入医保报销范围。因此，患者在治疗过程中可以考虑选择价格相对低廉的国产药物。

（王童博　陈应泰）

288. 如何合理支配治疗费用？

肿瘤的治疗是一个十分漫长的过程，对于大部分家庭来说，治疗费用往往不是十分宽裕。因此，如何合理支配相对有限的治疗费用，把"好钢用在刀刃上"对患者的治疗也是重要因素。首先，充分利用医保，尽量在医保能报销的范围内选择就诊的医院或医疗机构。我国的城镇居民医保、农村合作医疗等国民医保措施为各个患病家庭大大减轻了治疗疾病的经济负担，因此在治疗的过程中一定要详细了解当地的医保政策。其次，应该多咨询医生，避免道听途说，进行非正规、不必要的检查和治疗，防止上当受骗。

（王童博　陈应泰）

胃宝在手，胃病无忧

扫码下载"胃宝"APP

289. 特病是什么？

特病其实是医保限制的几种特殊的大病，考虑到患有某些重大疾病的患者可能需要长期服用药物或进行某种治疗，医保部门根据病种设立了特殊报销政策。目前国家并没有统一的特病目录，基本是由各地医保部门根据本地情况制定的特病种类，但一般都会有癌症病种。因此，考虑到癌症患者手术后可能需要长期化疗、复查等情况，建议到当地医保部门办理特病手续，降低后续治疗费用。

（王童博　陈应泰）

290. 如何报销医保费用？

医保报销的比例和政策各地不一，以咨询当地医保部门相关政策为准。一般来说，本地就医患者持医保卡在本地医院就诊，门诊和住院费用一般是直接结算，并不需要另外报销。而异地就医患者需要当地医保部门开具转诊证明才可以异地就医，而在异地就诊是否可以进行实时结算需要根据当地医保与异地医保是否联网确定，具体需要咨询当地医保部门。如果不能进行实时结

更多胃病科普知识 尽在胃宝

扫码下载"胃宝"APP

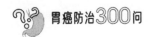

算，则需要患者先行自付全部医疗费用后持住院病历和发票返回当地进行报销。以上内容以咨询各地医保部门信息为准。

（王童博　陈应泰）

291。为什么要留存住院病历和检查结果？

　　肿瘤的治疗是一个持续的过程，诊断时的检查结果、手术治疗方式、历次住院的治疗用药及反应等都是重要的参考资料，留存住院病历主要是为日后复查、每次治疗时进行对比，方便病史回顾，从而准确指导制订进一步的治疗方案。

（王童博　陈应泰）

胃宝——您身边的胃管家

扫码下载"胃宝"APP

十三

胃癌患者的营养支持

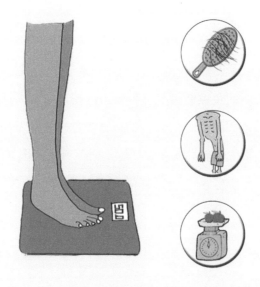

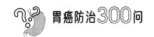

292. 胃癌手术后营养不良怎么办?

胃癌手术后营养不良较为常见。短期内由于手术的消耗及消化道功能尚未恢复,需要给予患者充足的营养支持,如优质蛋白的摄入及适当的肠内营养制剂补充,注意均衡的膳食,少食多餐保证每日营养的摄入量。手术后如果经过了较长时间,患者营养状况仍然没有改善,这时就需要到医院进行营养评估,在医生和营养师的指导下进行相关的营养治疗。

(王童博　陈应泰)

293. 补充营养,会"喂"给癌细胞吗?

许多患者和家属经常会有这样的疑虑,给患者补充的营养会不会滋养癌细胞的生长。其实这种说法是没有科学依据的,肿瘤和人体的免疫能力是一种动态的博弈过程,而给患者补充营养,增强体质的同时,也会提高患者对抗肿瘤发展的免疫力。相反,担心摄入营养会滋养癌细胞,而不给患者增加营养造成其营养不良,会使患者的免疫力降低,失去对肿瘤的抑制作用。

(王童博　陈应泰)

 更多养胃护胃知识 尽在胃宝

扫码下载"胃宝"APP

294. 胃癌康复后必须吃保健品吗?

保健品对癌症患者的康复并不是必需品。事实上,在胃癌患者术后的饮食方面我们更推荐食用天然食物,如新鲜水果、蔬菜等,在均衡饮食的基础上充分摄入各种维生素和微量元素。目前的保健品有些是具有一些调理的功能,但食用也需要遵循医生的建议。

(王童博　陈应泰)

295. 营养品里含的抗氧化剂会增加胃癌复发的风险吗?

抗氧化剂又叫自由基清除剂,自由基会对人体内的各种分子,如蛋白质、DNA 等有破坏作用,从而导致细胞衰老,所以人们认为抗氧化剂具延缓衰老的作用。也有科学研究表明,并不是所有的自由基都是坏的,有些自由基可以参与免疫系统攻击病原体,有些可以激活抗癌基因,如果这些也被清除,就可能促进肿瘤的发生和转移复发。有研究表明,服用营养补充剂中的抗氧化剂对部分类型肺癌转移有促进作用,有科学实验发现大剂量补充 β-胡萝卜素对吸烟等高危人群会增加肺癌发生的风险。但也有研究表明高剂量的维生素 C 通过抑制上皮间质转化来限制乳腺癌

胃宝——胃病患者的家园

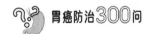

的侵袭和转移。因此，营养品中的抗氧化剂是否增加肿瘤复发风险，目前并没有统一的结论。

（周　红　赵东兵）

296. 如何在家自行评价患者营养状况？

居家营养评估的方法主要有体重监测、饮食摄入与吸收的评估等方法。体重是最能客观反映营养状况的指标，定期的体重监测能够动态了解营养状况。饮食量与饮食频率记录可以客观反映营养摄入量，平衡稳定的营养摄入是营养状态稳定的客观评价指标。另外，居家患者营养的吸收状况也非常重要。居家患者可以通过观察肌肉是否萎缩、毛发脱落是否明显、皮肤状态是否变差、胸围和腹围等是否变化来进行营养吸收是否充足的评估。

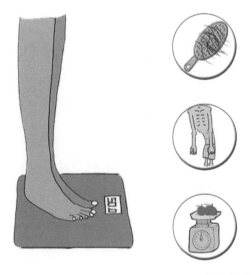

（张晓杰　郭春光）

胃宝，关爱每一个胃

扫码下载"胃宝"APP

十四

胃癌患者与家属的心理调节

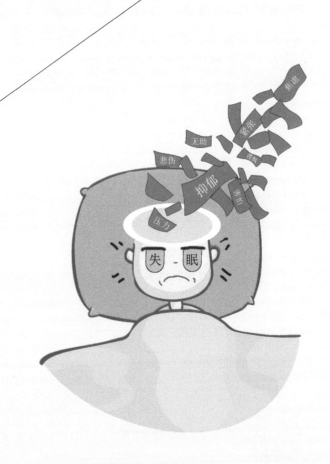

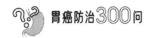

297. 晚期胃癌患者家庭护理有哪些注意事项?

晚期胃癌患者家属除了积极配合医生对患者治疗外,也应该做好家庭护理工作,从而实现延长患者生存时间,提高生存质量。家庭护理主要有以下几个方面:①生活护理,给患者提供生活上的照料,如保持居住环境的整洁,满足患者的饮食和衣物需求等;②心理护理,晚期胃癌患者容易产生恐惧和焦虑情绪,家属应给予患者心理安慰和支持,营造良好的家庭氛围,帮助患者树立战胜病魔的信心;③医药方面护理,家属应当掌握一些基本的医护知识及常见症状的处理办法,如止痛、安眠等。面对一些网络或其他途径流传的"抗癌神药""保健品"等,患者应到正规医院咨询专业医生,切忌盲目滥用。

(牛鹏辉　陈应泰)

298. 有没有给患者和家属推荐的电影或书籍?

电影《滚蛋吧!肿瘤君》,熊顿将自己的亲身经历画成漫画,此漫画又被拍成电视剧,主人公为一个小姑娘,以积极乐观心态抗癌,感动了很多观众。

电影《抗癌的我》,影片的主人公亚当在25岁就不幸患癌,

胃宝——大医生为您答疑解惑

扫码下载"胃宝"APP

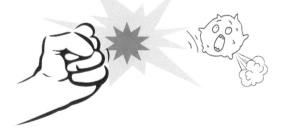

滚蛋吧！肿瘤君！

但是他没有放弃，一直以积极的心态与癌症做斗争，期间也认识了很多病友，得到了他们的鼓励，最终战胜了癌症。

书籍《癌症不是绝症》，本书主要讲述了癌症的预防措施和治疗方法，也可以让患者树立积极健康的心态和自我调控能力。

书籍《我是如何战胜癌症的》，该书讲述了怎样去发现一些疾病的征兆，怎样去防治疾病，怎样配合医生战胜疾病，怎样自我调节、自我保健，怎样保持乐观的心态延长自己的生命。

（全体编者）

299. 在门诊看病有哪些注意事项？

患者和家属在门诊看病之前可以先对疾病基本知识做一定的储备，这样才能够有效提出问题，在门诊有限的时间内与医生进行充分的沟通交流和询问。在沟通过程中要充分尊重医生，相信

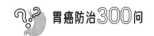

医生的专业素养，要牢记医生的嘱托。此外，在看病的过程中要将病情毫不隐瞒的向医生汇报，医生全面的了解病情后，才能更快地做出正确的判断，对症下药。需要特别注意的是就诊一定要遵守就诊秩序，不要随意插队，使用文明用语等。

（任 虎 赵 宏）

300. 住院期间为什么要签很多字？

患者及其家属有了解病情及医疗操作风险的权利。在诊疗过程中医务人员应充分向患者及其家属告知病情及手术等相关操作风险。签字是在医疗文书上体现患者及其家属的知情权，在临床工作中许多有风险的操作是必须得到家属的签字同意后才能够进行的。签字是为了保护患者的合法权益，明确医疗机构的法律责任，也是为了明确医疗机构、家属和患者之间的权利和义务。

（任 虎 赵 宏）

301. 家属一定要对胃癌患者隐瞒病情吗？

对于大部分的患者，不建议完全隐瞒，要尊重患者的知情

胃宝在手，胃病无忧

扫码下载"胃宝"APP

权，但要做到因人而异，因家庭而异。告知患者不好消息之前，要仔细评估患者承受能力，告知患者真实病情的同时，要尽可能给患者希望。如告知患者虽然得的是肿瘤，只要积极治疗是很有可能治愈的，在预后方面可以告诉患者一些好消息，列举一些治愈的例子，给患者树立信心。

（周　红　赵东兵）

302. 患者得知患胃癌一般会有怎样的心理变化?

患者得知患胃癌一般会有五个阶段的心理变化：第一阶段是

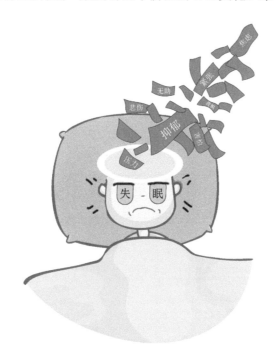

更多胃病科普知识 尽在胃宝

否认期，患者得知自己患癌会表现出震惊与否认，认为这可能是医生的误诊，他们常常怀着侥幸心理到处求医以期推翻诊断；第二阶段是愤怒期，当患癌的消息被证实，患者往往表现的心理反应是气愤、暴怒和嫉妒，表现出生气、怨恨的情绪，常常迁怒于家属和医务人员，怨天尤人，百般挑剔；第三阶段是妥协期，常与恐惧焦虑同时出现，愤怒的心理消失后，患者开始接受自己患癌的事实，希望能发生奇迹。此阶段患者为了尽量延长生命，希望有好的治疗方法，会做出许多承诺作为交换条件，患者对生存抱有希望，也肯努力配合治疗；第四阶段是抑郁期，经过一段时间的治疗后，患者的病情没有明显改善，或者治疗过程中承受较大的痛苦，患者会觉得自己的疾病无可救药，陷入抑郁情绪中，常表现为被动、少活动、情绪低沉、沉默不语，行为退缩，甚至有自杀倾向，也不愿意配合治疗；第五阶段是接受期，经过以上一个或几个时期的经历及家属和医生的开导后，患者能接受并面对事实，去理智地配合治疗。

（周　红　赵东兵）

303. 如何告诉患者患胃癌的坏消息？

第一，选择合适的时间和地点。医生与患者交代病情应选择合适的时间，给谈话和患者提问留出充分的时间，同时选择相对

胃宝——您身边的胃管家

扫码下载"胃宝"APP

安静独立的空间，营造相对放松的氛围。第二，避免单方面的信息输出，充分了解患者的需求和反馈。"你目前已经知道哪些情况？"和"你想要了解哪些情况？"，从而有针对性的与患者沟通交流。第三，循序渐进的告知患者病情。如果在患者不知情的情况下直截了当地告诉患者得了胃癌无疑是对患者心灵的重大打击，尽量避免"肿瘤""癌"等字眼，可以告诉患者目前检查显示胃上面长了个"东西""息肉""肿物"等，需要做个手术给切下来，在患者接受和配合后再逐步告诉患者这有可能是个"坏东西"。第四，发掘"坏消息"中的"好消息"，引导患者积极治疗。如说这个"瘤子"可能是一个偏早中期的，积极治疗的话治好的希望很大，比起那些晚期的患者来说是很幸运的，这样患者更容易接受。

（周　红　赵东兵）

304. 患者拒绝治疗怎么办？

了解患者拒绝治疗的原因，针对原因进行疏导。患者拒绝治疗的原因比较复杂，常见的原因有①家属对患者完全隐瞒病情，患者突然听说要做手术或放化疗感到恐惧而拒绝治疗。对于这种情况，可以适当地透露病情，同时尽可能给患者希望，如举一些积极配合治疗后治疗效果理想的例子；②有些患者知道病情后很

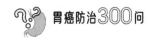

绝望，认为难以治愈，治疗只是受罪，对于这些患者需要鼓励他们，讲一些病友治愈的例子，给患者树立信心；③部分患者因为家庭经济困难，不想拖累家庭而拒绝治疗，可以告知患者有医保担负部分，减轻患者心理负担。另外也可以告诉患者，现在面对疾病的态度可能会影响未来子女对待疾病的看法，即使是为了子女也要树立信心积极治疗。当然，还有一些较为复杂的其他因素，需要根据具体情况具体分析。

（周　红　赵东兵）

305. 护士输液为什么反复核对患者信息？

临床护理工作有严格的"三查七对"："三查"是指操作前查、操作中查、操作后查；"七对"指的是查对床号、查对姓名、查对药名、查对剂量、查对时间、查对浓度、查对用法。其目的是为了减少护理差错的发生，提高护理质量。因为一旦发生护理差错，后果是很严重的，有些药物如果用法或对象错误，甚至是致命的，因此需要严谨的核对患者信息，也希望患者能理解和配合。

（周　红　赵东兵）

306. 胃癌手术前，患者要保持什么样的心态？

胃癌手术前，许多患者难免会有紧张、焦虑的情绪，这是十分正常的。患者应当将手术视为重生的机会，需要保持积极乐观的心态，这不仅有助于缓解术前心理压力，更为术后恢复带来信心。此外，要对术后可能出现的疼痛、恶心等不适有一定心理准备，要相信别的患者能挺过去，自己也一定行，要坚信自己的坚强与医护人员的努力，辅以现代药品的巨大进步，身体上的痛苦都是暂时的，是一定可以克服的。

（王童博　陈应泰）

307. 胃癌手术前，家属要保持什么样的心态？

胃癌手术前，作为患者家属心理压力大是正常的，个别家属甚至在医生谈话签字时听闻一系列可能出现的手术并发症后当场崩溃。其实这种情绪对患者的治疗没有任何帮助，反而会增加患者的焦虑和紧张。手术前，家属应该在认真了解患者疾病诊断、治疗方案及可能出现的并发症的同时，保持沉着冷静的态度，同时还要做好患者的心理疏导，排除患者紧张的情绪，做患者心理上的坚强后盾。

（王童博　陈应泰）

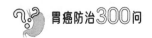

308. 胃癌手术后，患者要保持什么样的心态？

手术完成后的恢复阶段，对于患者来说通常是比较煎熬的，身上的各种管路、伤口的疼痛和因手术造成的休息不好，都会使患者在情绪上承受巨大的压力。但越是在这种时候，患者内心越要保持信念，关注每天自身状态好转的方面，坚信伤痛一定会过去，给自己建立强大的信心，这样不仅有利于身体的恢复，对于肿瘤的控制也是至关重要。

（王童博　陈应泰）

309. 胃癌手术后，家属要保持什么样的心态？

手术完成后，家属一方面目睹了患者术后的各种不适、大手术后的虚弱，可能会承受一定的打击；另一方面每当患者表达如疼痛等不适症状的时候更是十分焦虑和紧张，这同样是人之常情。但是家属并不应该将这种情绪再传递给患者，相反是应该开导和安慰患者，缓解患者因不适而引发的精神紧张。另外，如果探查时发现肿瘤已不适或无法切除，也不要灰心丧气，在患者面前表现出绝望的态度，而是应该给患者传递积极的信号，给患者生的希望，为将来的治疗提供一些积极的能量。

（王童博　陈应泰）

胃宝——大医生为您答疑解惑

扫码下载"胃宝"APP

310. 胃癌手术前谈话，为什么大多数让家属签字？

　　胃癌术前谈话主要是向家属交代病情，告知手术的风险及术后可能会出现的相关并发症。如果直接向患者交代手术风险及可能出现的并发症，可能会增加患者紧张、焦虑的情绪，不利于患者术后的恢复。向患者家属交代病情及风险，有助于家属配合医生共同努力来帮助患者恢复。

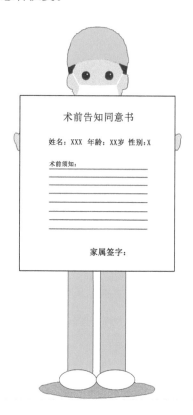

术前告知同意书

姓名：XXX 年龄：XX岁 性别：X

术前须知：
_____
_____
_____
_____
_____

家属签字：

（任　虎　赵　宏）

胃宝为每位胃病患者量身定制个性化食谱

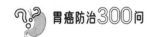

311. 家属签字时有哪些注意事项?

家属签字时要调整好自己的心态,保持清醒的头脑,要仔细认真听医生交代的病情及风险,对于不懂的问题及时向医生提问。对于医生叮嘱的需要注意的事项,一定要牢记于心,以便后续配合医生共同帮助患者恢复。医生和家属的目的是一样的,都是希望患者能够顺利康复,所以双方要通力合作,共同努力,帮助患者,战胜疾病。

(任 虎 赵 宏)

312. 患者发脾气,家属应该怎么办?

患者发脾气,首先要弄清楚原因,从源头上进行疏导,如有时患者因为周围人太多心里烦躁,可以尽量减少探视人员。另外,愤怒也是患者得知坏消息后的心路历程,患者得知自己患癌会把怒气发泄给家属,需要给患者一些时间来慢慢接受坏消息。如果心理方面确实有较严重问题,需要及时告知医生,必要时服用药物辅助治疗。

(周 红 赵东兵)

胃宝在手,胃病无忧

扫码下载"胃宝"APP

313. 患者绝望，家属应该怎么办?

有些患者有一些错误的认知，认为癌症是绝症，患癌就是等死，因此一旦知道自己患癌便很绝望。对于这些患者需要改变其观念，向患者科普癌症的知识，告诉他们癌症是可以治愈的，并且可以列举一些病友治愈长期生存的事例，告诉患者拥有积极心态对于治疗效果也是有帮助的，帮助其树立信心。

（周　红　赵东兵）

314. 患者术后疼痛，家属应该怎么办?

术后疼痛很常见，包括手术切口和腹腔内的疼痛，几乎所有的患者都会经历。对于疼痛，可以初步评估疼痛的严重程度。如常用的 VAS 评分法，无痛为 0 分，极度疼痛为 10 分，让患者自行评分，一般来说对于 6 分以上的疼痛，属于重度疼痛，会影响患者的休息，可以寻求医生的帮助使用止痛药物。对于轻中度的疼痛，家属不要过度焦虑和紧张，家属的焦虑、紧张也会增加患者的疼痛感受。可以安慰患者，告诉他们这是正常的，也是必须经历的一个过程。

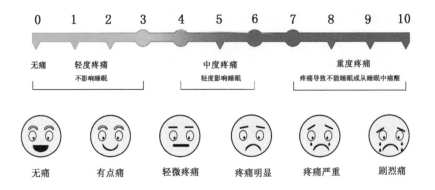

（周　红　赵东兵）

十五

胃神经内分泌肿瘤

胃神经内分泌肿瘤
是胃癌吗？

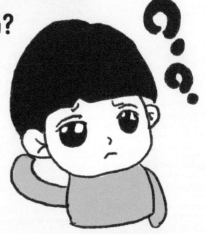

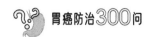

315. 什么是胃神经内分泌肿瘤?

胃神经内分泌肿瘤是一种特殊类型的胃肿瘤。按照 WHO 的最新分类方法,根据肿瘤的分化程度,可以将神经内分泌肿瘤分为分化差的神经内分泌癌和分化好的神经内分泌瘤,以及特殊的混合性腺神经内分泌癌。根据肿瘤的临床特点和病因可分为 4 型,1 型最为常见,多由萎缩性胃底炎继发胃酸缺乏引起,多分化良好,预后较好。2 型多与高胃泌素血症(卓艾综合征)相关,常伴有多发性内分泌肿瘤综合征 1 型,多分化良好,小部分诊断时存在转移。3 型多为散发,无胃泌素升高。4 型较少见,恶性度最高,多为神经内分泌癌,预后最差。

(任　虎　依荷芭丽·迟)

316. 胃神经内分泌肿瘤和胃癌有什么区别?

胃神经内分泌肿瘤不是胃癌,其发病率低于胃癌。胃神经内分泌肿瘤包括分化差的神经内分泌癌和分化好的神经内分泌瘤,以及特殊的混合性腺神经内分泌癌,而胃癌均为恶性肿瘤。胃癌通常指胃腺癌。而胃神经内分泌肿瘤根据肿瘤的临床特点和病因可将其分为 4 型。1 型、2 型是由高胃泌素血症引起的肠嗜铬细

更多养胃护胃知识 尽在胃宝

扫码下载"胃宝"APP

胞样细胞瘤，预后较胃癌好。3 型多为散发，无胃泌素升高。4 型较少见，恶性度最高，多为神经内分泌癌，生物学行为与胃腺癌相似。

（任　虎　依荷芭丽·迟）

317. 什么是胃混合性腺神经内分泌癌？

　　胃混合性腺神经内分泌癌（mixed adenoneu roendocrine carcinoma，MANEC）是一种特殊类型的胃恶性肿瘤。胃混合性腺神经内分泌癌的肿瘤成分中，同时含有腺癌成分和神经内分泌成分，且两种成分所占的比例均不低于 30%。其发病率较低，临床上比较罕见。可有与胃癌相似的临床症状，如腹部不适、腹痛、腹胀、黑便等。诊断上主要依靠病理诊断与胃腺癌进行鉴别，需要注意由于活检或穿刺标本组织量相对较少，临床上易被误诊为胃腺癌。治疗上与胃腺癌大致相同，主要是以手术为主的综合治疗。

（任　虎　依荷芭丽·迟）

318. 什么叫胃癌合并神经内分泌成分？

　　胃癌合并神经内分泌成分，顾名思义，就是在胃癌组织中含有神经内分泌成分。生活中常说的胃癌多指胃腺癌，其肿瘤成分

胃宝——胃病患者的家园

扫码下载"胃宝"APP

主要为腺癌细胞，在胃癌合并神经内分泌成分中，其肿瘤成分包含腺癌成分和神经内分泌成分，两种成分中以腺癌成分为主，神经内分泌成分较少，比例＜30％；如果神经内分泌成分的比例在30％～70％，这种肿瘤则称之为胃混合性腺神经内分泌癌。对于胃癌合并神经内分泌成分的治疗，与胃癌并无差异，均是以手术为主的综合治疗。

（任　虎　依荷芭丽·迟）

319。如何诊断胃神经内分泌肿瘤？

　　胃神经内分泌肿瘤的诊断：首先，根据肿瘤的相关临床症状，结合患者胃泌素和胃酸水平的变化；然后，进行影像学如胃镜、CT的检查进行定位诊断；最后，通过活检或穿刺取得肿瘤的病理组织，进行免疫组化及细胞增殖活性检测，根据组织学形态特点、肿瘤的分化程度及细胞增殖活性进行肿瘤的分类分级诊断。此外，血清胃泌素的水平有助于诊断胃神经内分泌肿瘤。在1型和2型胃神经内分泌肿瘤中，常出现血清胃泌素的显著升高。在3型、4型胃神经内分泌肿瘤中，患者胃泌素水平则正常。

（任　虎　依荷芭丽·迟）

胃宝，关爱每一个胃

扫码下载"胃宝"APP

320. 得了胃神经内分泌肿瘤怎么办？

胃神经内分泌肿瘤并不是绝症，是可以进行医治的。在胃神经内分泌肿瘤中大部分都是分化良好的 1 型和 2 型胃神经内分泌肿瘤，经过正规的治疗，大部分患者的治疗效果良好；少部分是恶性度较高的 3 型和 4 型，经过正规治疗也可以改善患者的预后。要正确认识胃神经内分泌肿瘤，确诊后需要去正规的医院进行全面完善的全身检查，进一步明确疾病的分型，明确疾病的发展程度，针对不同阶段的肿瘤，采取合适的治疗方案进行治疗。

（任　虎　依荷芭丽·迟）

321. 怎么治疗胃神经内分泌肿瘤？

针对不同分型和分期，胃神经内分泌肿瘤治疗方案不同。对于 1 型，根据肿瘤的大小和浸润深度可考虑行内镜下切除或外科手术局部切除；如存在转移，也建议积极进行手术切除。对于 2 型，主要以局部切除为主。3 型和 4 型恶性程度较高，治疗上也按照胃癌的模式行根治性手术切除及术后辅助治疗。此外，如果伴有类癌综合征，可选择生长抑素类似物（somatostatin analog，

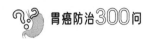

SSA）治疗。生长抑素受体显像（somatostatin receptor scinigraphy,
SRS）阳性的神经内分泌瘤患者，可考虑行多肽受体靶向放疗
（peptide radio receptor therapy，PRRT）。对于无法手术的患者，可
选择生物治疗、靶向治疗、化疗和局部治疗等方式，以改善症
状，提高生活质量。

（任　虎　依荷芭丽·迟）

322. 胃神经内分泌肿瘤会转移吗？

　　胃神经内分泌肿瘤是有可能转移的。胃神经内分泌肿瘤是一
个比较容易转移的肿瘤，即使是胃神经内分泌肿瘤中分化良好的
胃神经内分泌瘤（G1/G2），也有可能会出现转移。转移的途径有
淋巴结转移和血行转移，最常见的远处转移部位是肝脏。针对肝
转移灶可进行包括手术切除、射频消融和冷冻治疗等方法治疗。

（任　虎　依荷芭丽·迟）

323. 什么是胃泌素瘤？

　　胃泌素瘤（Zollinger-Ellison syndrome，ZES）又称卓艾综合

胃宝为每位胃病患者量身定制个性化食谱

扫码下载"胃宝"APP

征，肿瘤常发生于十二指肠或胰腺，常伴有多发性内分泌腺瘤病
1 型（MEN-1）。胃泌素瘤主要分泌大量的胃酸，可引起十二指肠
溃疡、胃食管反流、腹泻等一系列消化系统症状。大多数患者因
反复发作难以愈合的十二指肠溃疡而确诊。检测患者血清胃泌素
浓度，是诊断胃泌素瘤的最灵敏和具有特异性的检测方法。治疗
上，主要是以手术为主的综合治疗。

（任　虎　依荷芭丽·迟）

324。胃神经内分泌肿瘤预后好吗？

　　不同类型的胃神经内分泌肿瘤预后不同。肿瘤的浸润深
度、血管及淋巴管的侵犯，淋巴结转移数量，是否远处转移及
Ki-67 指数等指标均是影响预后的相关因素。总体来说 1 型胃神
经内分泌肿瘤的预后最好，4 型预后最差。1 型恶性度较低，正
规治疗，完整切除后预后很好，即使出现复发，积极治疗后整
体预后仍较好。2 型有 10% ~ 30% 的转移率，整体治疗效果优
于胃癌。3 型、4 型恶性度较高，预后最差，常伴有淋巴结转移
和血管侵犯，很多 3 型、4 型胃神经内分泌肿瘤确诊时已经存在
转移。

（任　虎　依荷芭丽·迟）

胃宝在手，胃病无忧

扫码下载"胃宝"APP